大人の認知機能強化！

脳が錆びない コグトレ・ノート

日記とパズルで頭の体操

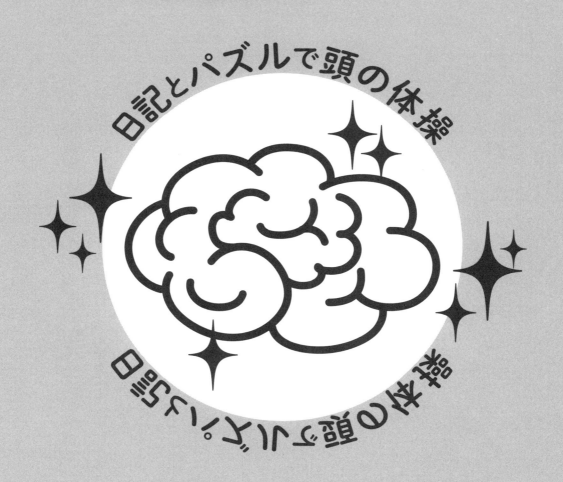

教科書の脳クイズパズル5日間

宮口幸治
Miyaguchi Koji

講談社

もくじ 脳が錆びないコグトレ・ノート

Column

Dr.宮口の
ポイント
解説

はじめに

「あの人の顔は出てくるけど、名前が出てこない」

「この部屋に何をしに来たのか忘れた」

「最近頭が回らなくなってきた」

「集中するのがしんどくなってきた」

「うっかりミスが増えてきた」

認知症とまではいかないまでも、記憶力の低下をはじめとした、さまざまな能力の衰えを感じつつある方も多いかと思います。

"いつまでも健康で若くありたい"

こう願うのは当然のことと思います。しかし加齢とともに訪れる能力の衰えは容赦のないところです。人の知能にはいくつかの考え方がありますが、よく使われるものとして結晶性知能と流動性知能の2つに分ける考え方があります。前者は経験や教育などに影響される知能で、後者は、処理するスピードや新規場面での問題解決力、図形推理、記憶容量などに関係する知能といわれています。

加齢とともに衰えやすいのは特に後者の流動性知能です。本書はおもにこの流動性知能の低下を少しでも減らせるよう、コグトレというトレーニングを元に作られました。ただトレーニングだけではなかなか長続きしないので、日記と組み合わせることで、少しでも楽しく、また、もしトレーニングは続かなくても日記は書けた、と達成感を持つこともできます。

皆さまが円滑に日常生活を送られるために本書が少しでもお役に立てれば幸いです。

精神科医・医学博士

立命館大学教授　宮口幸治

パズル付属アイコンの説明

出題名のあとに、以下のマークがついているものがあります。

 スマホ（ベル印）…〇秒ながめてなど、アラーム機能を利用する方に、準備として示しています。お使いのスマートフォンの機種にしたがって、時計のアラーム機能をご利用ください。キッチンタイマーでも代用できます。時間を気にせず進めたい方は無視してください。

 スマホ（ウオッチ印）…処理速度の速さを加味したい方は、このマークのついた問題では、時間を測ってみましょう。時間を気にせず進めたい方は無視してください。

 別紙アイコン…解答スペースを用意していないので、必ず用意してください。メモ帳やチラシの裏など何でも結構です。「何があった?」という問題は、図形を記憶して再現します。覚えたら本を閉じて、別紙に描いてください。

コグトレ・ノートの仕組みと使い方

一日分は三行日記+パズル。合計189日（毎日取り組んだとして、約半年）分に挑戦できます。
でも、「気が向かないなあ……」というような日は、無理にやらなくてもいいのです。
「その気になる日のやる気スイッチ」がコグトレ・ノートへの取り組みです。
きょうはスイッチ入れたいな……と思うときに、ご活用ください。
なお、パズルは順番を考えて配しているので、日にちは空いても、出題順に進めましょう。

一日分は三行日記
+コグトレ・パズル

きょうは何月何日？
からコグトレがス
タート。

何を書けばいいか、悩
む方は「お題」にそって
書いてみましょう。

スマホ（ウオッチ印）があるのは、タイムトライ
アルを付加したい上級者さんへ。タイムを測る
プレッシャーがかかる分、難度があがります。タ
イムを気にせず、ゆっくり解いても、脳の活性
化には変わりありません。

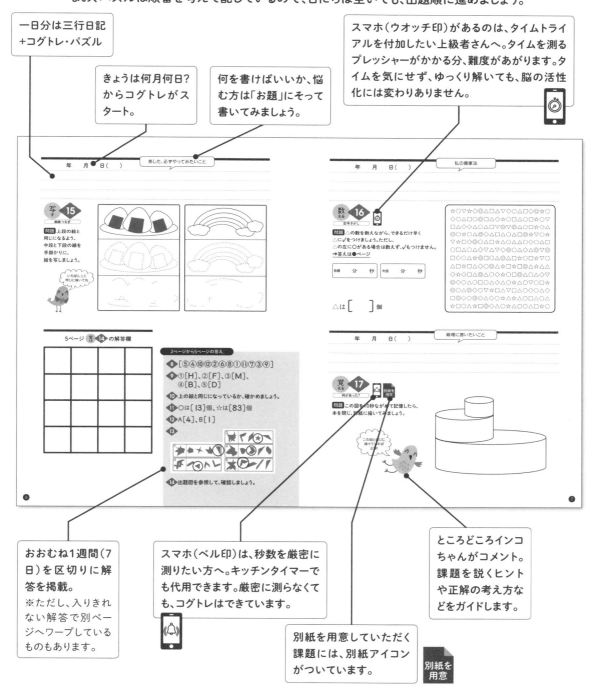

おおむね1週間（7
日）を区切りに解
答を掲載。
※ただし、入りきれ
ない解答で別ペー
ジへワープしている
ものもあります。

スマホ（ベル印）は、秒数を厳密に
測りたい方へ。キッチンタイマーで
も代用できます。厳密に測らなくて
も、コグトレはできています。

別紙を用意していただく
課題には、別紙アイコン
がついています。

別紙を
用意

ところどころインコ
ちゃんがコメント。
課題を説くヒント
や正解の考え方な
どをガイドします。

コグトレ・ノートで強化できる6つのチカラ

まず、パズルで5つのチカラが強化できます。
パズルは、少しずつでも毎日スイッチを入れるように脳を使うことを目的としていますので、
焦らず、集中して、取り組むことをおすすめします。
以下、本書に掲載した26種のパズルと取り組み方を簡単に解説します。
各パズルは、最初は慣らし程度のものから、だんだん難易度が上がっていきます。

覚える チカラ 1

ここをトレーニング
短期記憶と、視空間ワーキングメモリの強化

1.数字はどこ?
4マス×4マスのところどころに数字が入っています。別のページの解答欄に、覚えた数字を書き込みます。最初は時間にとらわれず、覚えて、正しく再現できることをめざしましょう。

2.文字はどこ?
「数字はどこ?」と取り組み方は同じ。覚えるのが文字になると、ちょっと覚え方にも工夫が必要です。

3.数字と文字はどこ?
「数字はどこ?」と取り組み方は同じ。ですが、数字と文字が混じると少し難しく感じます。

4.記号はどこ?
「数字はどこ?」と取り組み方は同じ。覚えるものが「記号」となると、少し厄介でもあり楽しくもあり、です。

5.何があった?
図形を覚えて、本を閉じ、覚えた図形をフリーハンドで別紙に描きます。

数える チカラ 2

ここをトレーニング
注意力、集中力、処理速度

6.まとめる
散って描かれた○を数個ずつ線で囲み、次に囲みの数と残りの○から、計算して答えます。タイムトライアルできる仕様ですので、お好みで挑戦してください。

7.記号さがし
いろいろな記号のなかから、指定された記号を数えます。問題文をしっかり読んで理解し、指示どおりに数える注意が必要です。タイムトライアル仕様です。

8.あいう算
「あ」の式、「い」の式……というように、式に文字がついています。計算の答えと一致する式を、「あ」や「い」など文字で答えます。タイムトライアル仕様です。

9.さがし算
3列3行等、整列した数字から、足すと指定された数になる組み合わせをさがし、線で囲みます。線がかぶる数字もあるので、注意。タイムトライアル仕様です。

写す チカラ 3

ここをトレーニング
視覚認知、形の把握

10.点つなぎ
上段の図形を見て、下段の解答欄に、点をつなげながら同じ図形を描きます。フリーハンドでもうまく描けるように、落ち着いて進めましょう。

11.曲線つなぎ
上段の絵と同じになるよう、中段、下段の点線を手がかりに写します。

12.折り合わせ図形
点線で上下に分けられた課題シート。上段の記号を、点線で折ったと仮定して下段のマスに写します。完成形は点線で線対称になります。

13.記号の変換
上段のマス目に入ったイラストアイコンを、指示にしたがって記号に変換し、上段と同じ位置になるよう下段に写します。

14.鏡映し
図形が、「鏡に映った場合」と、「水面に映った場合」の姿を描きます。利き手により見本の図形が隠れることがあるので、元の図形を覚えて描く必要もあります。

15.くるくる星座
点(星)を手がかりに、上段の星座(線画)を下段に写します。ただし、天空が左右のどちらかに回転しているので、回転を考慮して写しましょう。

見つける チカラ 4

ここをトレーニング
複数の情報から共通点または相違点を探す

16.黒ぬり図形
選択肢に並んでいるシルエットのなかから、線画と一致するものを選びます。もしくは、反対に黒ぬりのシルエットの元の姿を見つけます。

17.重なり図形
3つの図形を重ねてできた見本図。使われていない図形をさがします。

18.回転パズル
分解されたブロックを上下に並べました。指示された長方形になる組み合わせを見つけます。

19.形さがし
不規則に並んだ点群のなかから指示された形がつくれる点を見つけ、線で結びます。

20.違いはどこ?
「まちがいさがし」とも称されるパズルです。左右の絵の違いを見つけます。

21.同じ絵はどれ?
8点の絵が並んでいるなかで、同じ絵を2つ見つけます。見当をつけて比べたり、相違点を複数洗い出したり、やや難しいぶん、見つかると爽快です。

想像する チカラ 5

ここをトレーニング
論理的思考や時間概念

22.スタンプ
スタンプの面を見て、紙に押された結果を想像して選びます。

23.切って開いて
四つ折りにした折り紙の一部分を切って、開いてできる図形を想像して選びます。

24.心で回転
中央に置かれた立体が、自分以外の3方向からどう見えているかを想像して答えます。

25.順位決定戦
対戦結果が表彰台で表されています。すべての結果をまとめて、全体としての順位を想像します。

26.物語つくり
6〜8コマで描かれた場面を、ストーリーがつながるように、正しい順番に並べます。

6つめのチカラは、三行日記の「手書き力」。短文を手書きすることはさまざまな脳活になります。本書の日記の効用と取り組み方を説明します。

手書きする チカラ 6

ここをトレーニング
記憶力、時間認知、論理的思考

認知症予防のために日記がよいという説はいくつかあります。「思い出す」こと「短くまとめる」こと、「手で文字を書く」ことは、いずれも脳への刺激になります。

ただ、実際には毎日毎日では「書くことが見つからない」という方もいらっしゃるでしょう。そんな方のためには、「お題」(=日記テーマ)を用意しました。「思い出」だったり、「好き嫌い」だったり、「昨日の記録」だったり……多彩なテーマです。書き進めていくと、新たな自分を見つけられるかもしれません。

逆にテーマは窮屈……という方は、自分なりの三行日記として自由に進めてください。大切なのは、考えて、短文にまとめ、ペンで手書きする、という点なので、テーマに沿って書かなくても問題ありません。

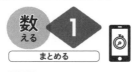

数える **1** まとめる

問題 🍎を5個ずつ◯で囲みましょう。
◯の数と🍎の数を答えましょう。
→解答は12ページ

目標	分	秒	今回	分	秒

◯は [　　　] 個
🍎は [　　　] 個

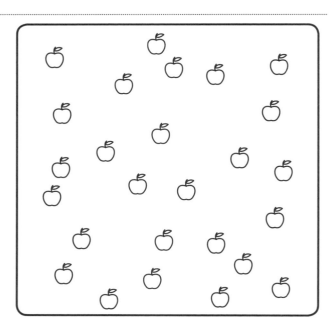

写す **2** 点つなぎ

問題【宗谷岬】
上の絵と同じになる
よう、点をつないで、
下に写しましょう。

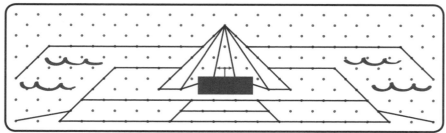

点を
つながずに
描く線も
忘れずに

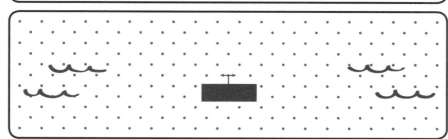

最近の一番のごちそう

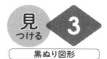

問題 下の①〜④の図を黒くぬるとどうなるか、右から選び、[　]にA〜Hで答えましょう。

→解答は12ページ

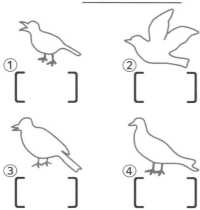

①
[　　　　]

②
[　　　　]

③
[　　　　]

④
[　　　　]

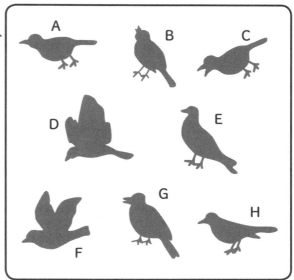

「推し」の男性スポーツ選手

問題 この図の数字の位置を、10秒ながめて記憶し、次のページのマス目に同じように書いてみましょう。

※10秒くらい、のだいたいの感覚でもオーケー。

		1	
	2		4
3			
		5	

食事で工夫していること

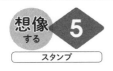

想像する 5

[スタンプ]

問題 A、Bはスタンプの印面です。押したときに、①〜⑥のどの絵になるか、番号で答えましょう。

➡解答は12ページ

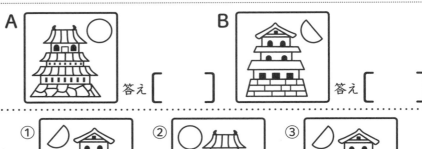

A 答え [　　]

B 答え [　　]

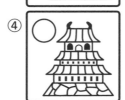
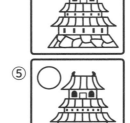
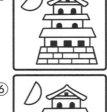
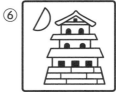

9ページ **覚える 4** の解答欄

スタート雑記

どうしてこのノートを
やろうと思いましたか？
今の気持ちを書いておきましょう

「ラジオ体操」に思うこと

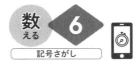

記号さがし

問題 △の数を数えながら、できるだけ早く
△に✓をつけましょう。
→解答は12ページ

目標	分	秒

今回	分	秒

△は［　　　］個

○□△○☆◇○◎△○▽□◇☆△▽□◇
○△□◇△☆□◎◎△◇○△□○▽☆□
△◇○△◇△◎▽△○□☆○□△○△△
○▽□▽◎◇☆△☆△☆○△◎△□☆○
□○△◇○△☆◎△○△◇△□○☆△△
△□○▽☆□△○△○◎△○◇△☆
◎☆○□☆△□△○△□○◎◎▽◎△
□□☆◇△○☆○△○△◇◎☆△○▽◎
◇○△□▽◎◇○△□◎☆▽○☆△○△◎
□◇△☆◎○□○△◎△○□☆▽○△□
□◎◇○◎◇△▽□☆○◎○△□☆□△
○□△△◇▽◎◇○△○□△○△☆□
◎◇△○▽□△○☆△○□◎○△□☆○

自動車のここが好き

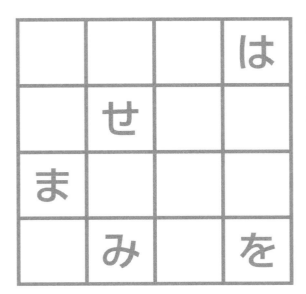

文字はどこ？

問題 この図のひらがなの位置を、
10秒ながめて記憶し、
次のページのマス目に同じように書いてみましょう。
※10秒くらい、のだいたいの感覚でもオーケー。

「お正月」と聞いて思うこと

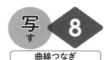

写す **8**

曲線つなぎ

問題 上段の絵と同じになるよう、中段と下段の線を手がかりに、絵を写しましょう。

一番上と同じに描いてね

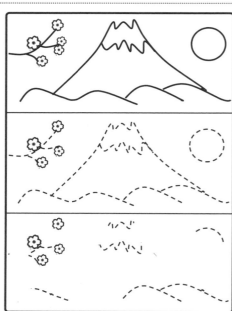

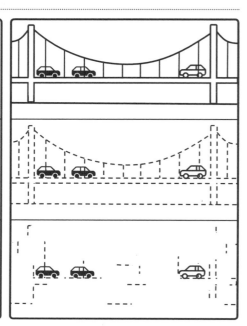

11ページ 覚える **7** の解答欄

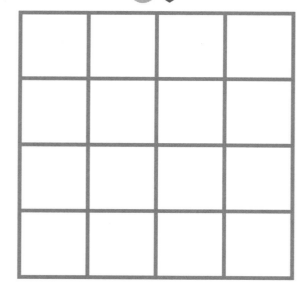

8ページから11ページの解答・解説

1 ○は[5]個、🍎は[26]個

2 出題の上部の絵と同じに点をつなげていることを確認しましょう。

3 ①[C] ②[F] ③[G] ④[E]

4 10ページに書いた数字の位置を、前のページと照らし合わせましょう。

5 A[5] B[3]

6 △は[54]個

7 左の欄に書いた文字の位置を、前のページと照らし合わせましょう。

問題 ①〜⑤は、3つのパーツを重ねて作られています。
4つのパーツのうち使われていないものを〇で囲みましょう。
➡解答は16ページ

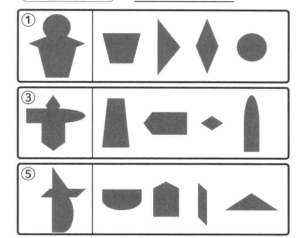

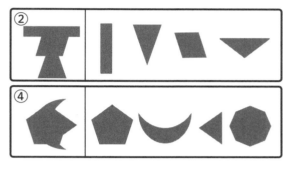

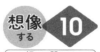

問題 折り紙を下の図のように折り、A、B
のように切って、開くとどうなるか想像しま
しょう。答えを1〜4から選び、[　]に番号
を書きましょう。
➡解答は16ページ

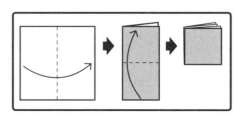

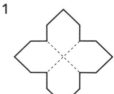

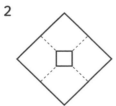

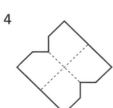

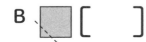

写す 11
くるくる星座

問題 上の星空が回転して、下図のような向きになりました。線で示された星座は、どのようになるか、★、○、●を線でつなぎましょう。

★からはじめて、じっくり取り組んでね

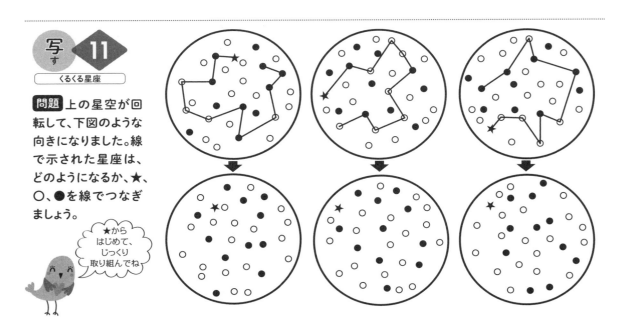

見つける 12
回転パズル

問題 組み合わせると★と同じ形になる、①〜⑤とA〜Eを線で結びましょう。

→解答は16ページ

★

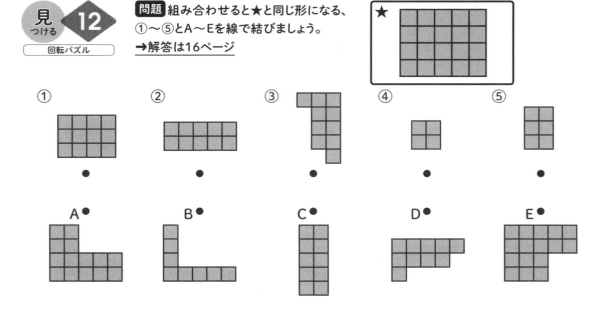

① ② ③ ④ ⑤

A B C D E

やってみたかった職業

想像する 13

物語つくり

問題 スポーツジムのお話です。①〜⑥の絵を、正しい物語になるように順番を並び替え、[　]に数字を書いて答えましょう。　→解答は16ページ

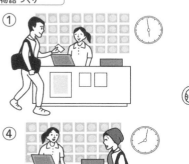

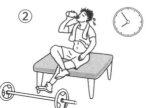

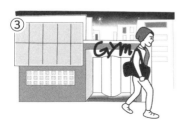

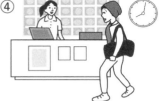

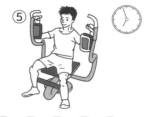

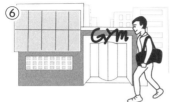

答え［　］→［　］→［　］→［　］→［　］→［　］

最近「許せない」と思ったこと

	1		
う			み
		2	
			せ

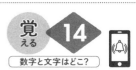

覚える 14

数字と文字はどこ？

問題 この図の数字とひらがなの位置を、
10秒ながめて記憶し、
次のページのマス目に同じように書いてみましょう。
※10秒くらい、のだいたいの感覚でもオーケー。

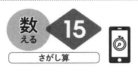

数える **15**
さがし算

目標	分 秒
今回	分 秒

問題 ブロックの中の3つの数字を足して14になるものをひと組探し、その3つの数字を線で囲みましょう。たて、よこ、ななめに隣り合う数字から見つけましょう。

➡解答は20ページ

```
8 6 1      6 5 6      5 8 7
1 9 3      4 8 9      6 9 8
9 7 1      2 7 9      3 6 9

6 4 8      6 5 5      8 6 6
5 5 9      7 4 6      9 1 8
9 6 7      8 6 8      6 8 4
```

15ページ 覚える **14** の解答欄

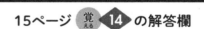

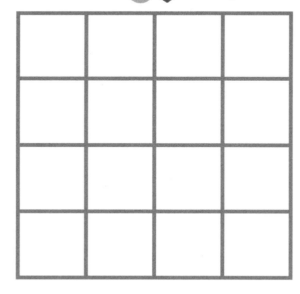

12ページから15ページの解答・解説

8 出題の最上部の絵と同じに描けていることを確認しましょう。

9
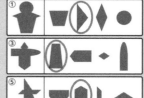
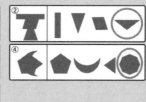

10 A[4] B[2]

11 上と同じ星座の図形が、傾いて描けているのを確認しましょう。
※傾きは次のとおりです。
左：左回りに約30度、中：右回りに約40度、右：右回りに90度

12 ①—B ②—C ③—D ④—E ⑤—A

13 [6]→[1]→[5]→[2]→[4]→[3]

14 左の欄に書いた数字と文字の位置を、前のページと照らし合わせましょう。

写す **16**
折り合わせ図形

問題 マス目を、折り線から手前に折ったときに、重なる位置に記号を写しましょう。
→解答は20ページ

見つける **17**
形さがし

問題 枠の中に が
10組あります。
それらを見つけて のように
線で結びましょう。
→解答は20ページ

 **想像**する **18**

順位決定戦

問題 みんなが好きな食べ物の人気投票をしました。それぞれの投票結果から、みんなが好きな食べ物の順位をつけましょう。　　➡解答は20ページ

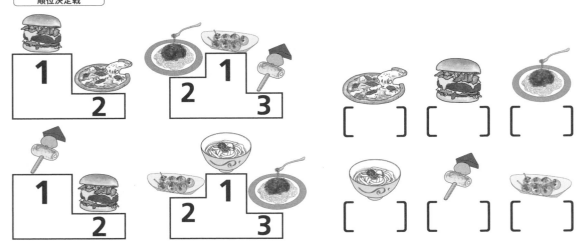

 **見**つける **19**

違いはどこ?

問題 2枚の絵には、違うところが3つあります。右の絵のほうに、違うところに○をしましょう。　　➡解答は20ページ

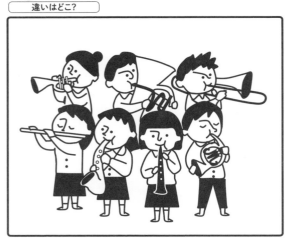
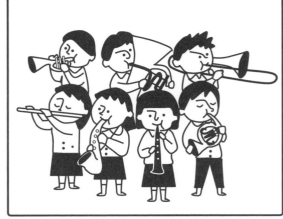

「推し」の芸人

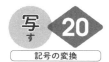

記号の変換

問題 上段のマス目にある
イラストを、
内の記号に換えて、
下段のマス目に写しましょう。
→解答は20ページ

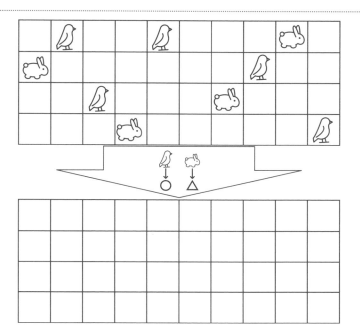

栗のここが好き

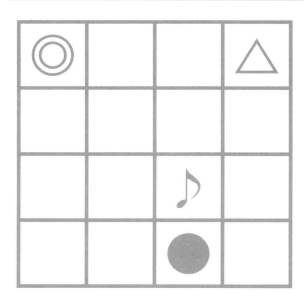

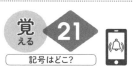

記号はどこ?

問題 この図の「どこに何があるか?」を
10秒ながめて記憶し、
次のページのマス目に同じように書いてみましょう。
※10秒くらい、のだいたいの感覚でもオーケー。

15

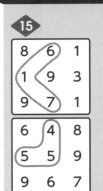

```
8 6 1     6 5 6     5 8 7
1 9 3     4 8 9     6 9 8
9 7 1     2 7 9     3 6 9

6 4 8     6 5 5     8 6 6
5 5 9     7 4 6     9 1 8
9 6 7     8 6 8     6 8 4
```

16

17

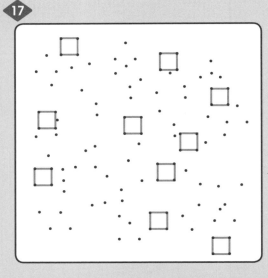

18 ピザ[6] ハンバーガー[5] パスタ[3]
うどん[1] おでん[4] たこやき[2]

19ページ 覚える **21** の解答欄

19

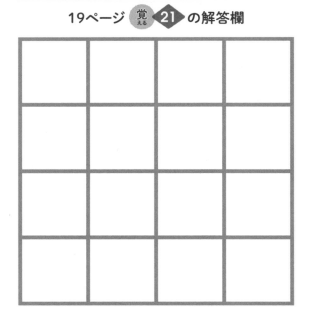

20

	○		○			△
△					○	
		○		△		
		△				○

21 左の欄に書いた記号の位置を、
前のページと照らし合わせましょう。

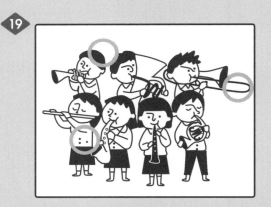

「敬老の日」と聞いて思うこと

まとめる

問題 🍎を5個ずつ◯で囲みましょう。
◯の数と🍎の数を答えましょう。
→解答は24ページ

目標	分	秒		今回	分	秒

◯は [　　　] 個

🍎は [　　　] 個

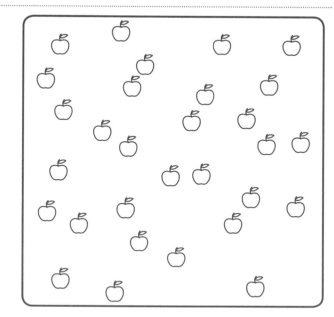

初めて読んだ小説

見つける 23 **黒ぬり図形**

問題 下の①～④の図を黒く
ぬるとどうなるか、右から選び、
[　]にA～Hで答えましょう。
→解答は24ページ

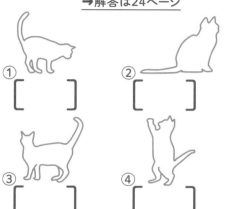

① [　　　]

② [　　　]

③ [　　　]

④ [　　　]

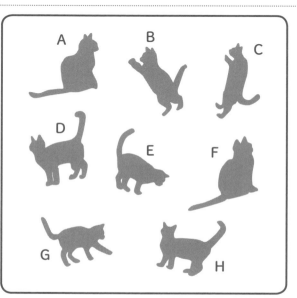

もし、アメリカ大統領になったら何をしたい？

心で回転

問題 真ん中の立体図をイヌさん、ウシさん、ウサギさんから見ると、どう見えるでしょうか？ 見え方をA〜Fから選んで、[　]に答えましょう。

→解答は24ページ

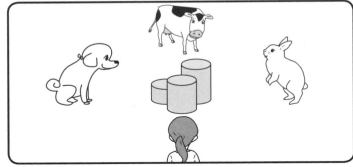

イヌさん　［　　　　］

ウシさん　［　　　　］

ウサギさん［　　　　］

A　

B　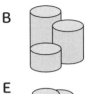

C　

D　

E

F　

最近、始めた趣味

何があった？

 別紙を用意

問題 この図形を、10秒ながめて記憶し、別紙に同じように描いてみましょう。

※10秒くらい、のだいたいの感覚でもオーケー。

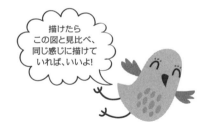

描けたらこの図と見比べ、同じ感じに描けていれば、いいよ！

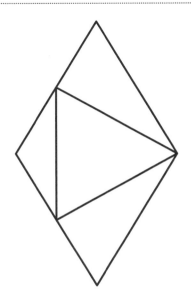

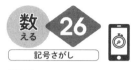

数える **26** 記号さがし

【問題】□の数を数えながら、できるだけ早く
□に✓をつけましょう。

→解答は24ページ

| 目標 | 分 | 秒 |
| 今回 | 分 | 秒 |

□は［　　　］個

○□☆◇△○☆○△○△◇◎☆△○▽◎
□◇△☆◎□○△◎△○□☆▽○△□◇
☆◇○◎△△○▽○◇☆△▽□○◇△□○
◎☆○□☆△□◇△○○△□○◎▽◎△
△□○☆◎△○◇△☆□◎☆△☆□◎◇
○○◎◇△▽□☆○○△□☆□△◇○△
□▽◇○△○△◎○☆▽○☆△◎◇△○
▽☆□△◇○△○◎△○◇△▽◎○△
☆○□△○◇○☆□△◇○△◇△◎▽△
◇□☆○□△○△○▽□▽◎◇☆△△○
□△○△☆□◎◇○△◇○☆△☆○△△☆
○□△○△◇▽◎◇○△○□△○△☆□
◎◇△○▽□△○☆△○□◎○△□☆○

写す **27** 点つなぎ

【問題】【通天閣】
上の絵と同じになる
よう、点をつないで、
下に写しましょう。

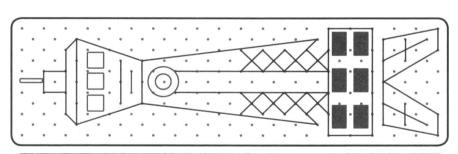

本の向きを
変えて描いても
いいよ

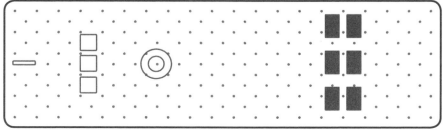

想像する **28**
物語つくり

問題 映画鑑賞のお話です。①〜⑥の絵を、正しい物語になるように順番を並び替え、[　]に数字を書いて答えましょう。　→解答は28ページ

①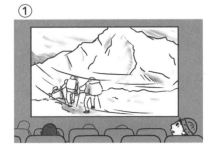

②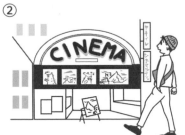

③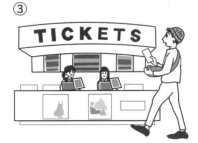

④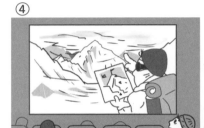

⑤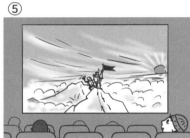

⑥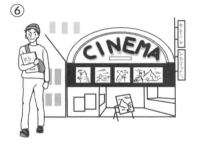

答え [　　] → [　　] → [　　] → [　　] → [　　] → [　　]

21ページから23ページの解答・解説

22 ○は[6]個、♂は[30]個

23 ①[E]　②[F]　③[H]　④[B]

24 イヌさん　　[B]
ウシさん　　[E]
ウサギさん　[D]

25 別紙に描いた図形が、出題図と同じか照らし合わせましょう。

26 □は[35]個

27 出題の上部の絵と同じに点をつなげていることを確認しましょう。

見
つける　**29**

重なり図形

問題 ①〜⑤は、3つのパーツを重ねて作られています。
4つのパーツのうち使われていないものを〇で囲みましょう。
➡解答は28ページ

①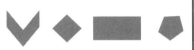

②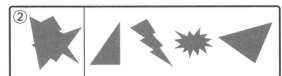

③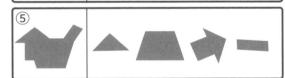

④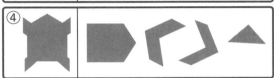

⑤

想像
する　**30**

スタンプ

問題 A、Bはスタンプの
印面です。押したときに、
①〜⑥のどの絵になる
か、番号で答えましょう。
➡解答は28ページ

A 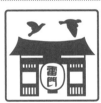　答え［　　　］

B 　答え［　　　］

①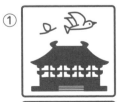

②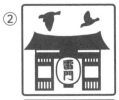

③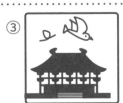

④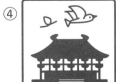

⑤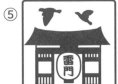

⑥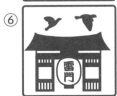

夏と冬、どちらが好き？　その理由は？

覚える

31

数字はどこ？

📱

問題 この図の数字の位置を、10秒ながめて記憶し、ページをめくって28ページのマス目に同じように書いてみましょう。
※10秒くらい、のだいたいの感覚でもオーケー。

	2		5
	1		
4			
			3

最近、目標にしていること

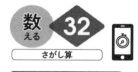

数える

32

さがし算

⏱

問題 ブロックの中の3つの数字を足して15になるものをひと組探し、その3つの数字を線で囲みましょう。たて、よこ、ななめに隣り合う数字から見つけましょう。
→解答は28ページ

目標	分	秒

今回	分	秒

7	6	9
8	7	5
9	8	3

3	6	6
8	9	7
9	5	5

4	8	9
5	5	7
8	7	6

7	6	9
8	7	7
2	8	9

4	7	6
5	9	8
2	7	5

6	4	8
7	8	9
8	3	6

最近、一番心に残ったニュース

写す **33** 鏡映し

問題 2枚のパネルが、鏡と水面に映ったら、それぞれどう見えるでしょうか。想像して描きましょう。　→解答は28ページ

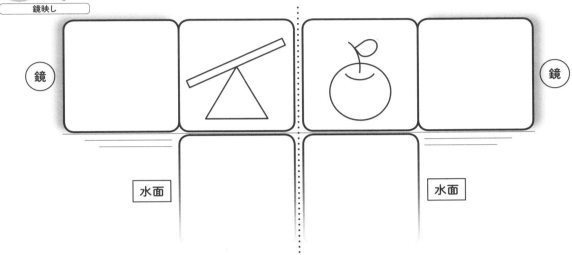

鏡　　　　　　　　　　　　　　　　　　　　鏡

水面　　　　　　　水面

「推し」の女性スポーツ選手

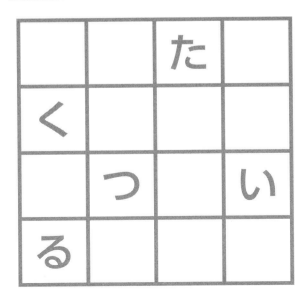

覚える **34** 文字はどこ？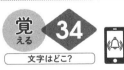

問題 この図のひらがなの位置を、
10秒ながめて記憶し、
次のページのマス目に同じように書いてみましょう。
※10秒くらい、のだいたいの感覚でもオーケー。

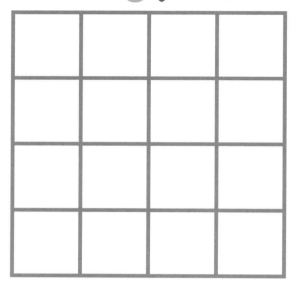

27ページ 覚える 34 の解答欄

24ページから27ページの解答・解説

28 [2]→[3]→[4]→[1]→[5]→[6]

29

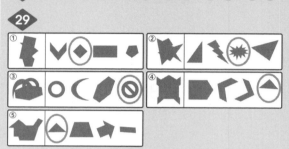

30 A[5] B[4]

31 左に書き入れた数字の位置が、
26ページの出題と同じか照らし合わせましょう。

32

7	6	9
8	7	5
9	8	3

3	6	6
8	9	7
9	5	5

4	8	9
5	5	7
8	7	6

7	6	9
8	7	7
2	8	9

4	7	6
5	9	8
2	7	5

6	4	8
7	8	9
8	3	6

33

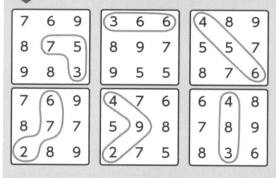

（鏡）　　　　　　　　　　（鏡）

水面　　　　　　　水面

34 左に書き入れた文字の位置が、
前のページの出題と同じか照らし合わせましょう。

嫌なことがあったときの気分転換

数える
35
あいう算

問題 計算の答えと同じ数字の〔　〕に「あ」〜「ほ」を入れましょう。
→解答は30ページ

目標　　分　　秒　｜　今回　　分　　秒

あ	15−2	さ	22−8	な	7+8
い	6+9	し	5+11	に	13−3
う	3+8	す	30−18	ぬ	8+6
え	23−6	せ	14+5	ね	9+8
お	21−7	そ	20−5	の	8+4
か	8+8	た	6+4	は	13+3
き	30−12	ち	7+12	ひ	5+8
く	9+3	つ	22−9	ふ	25−7
け	21−2	て	26−9	へ	23−12
こ	12+4	と	5+13	ほ	11+4

10〔　〕〔　〕
11〔　〕〔　〕
12〔　〕〔　〕〔　〕
13〔　〕〔　〕
14〔　〕〔　〕〔　〕

15〔　〕〔　〕〔　〕〔　〕
16〔　〕〔　〕〔　〕〔　〕
17〔　〕〔　〕〔　〕
18〔　〕〔　〕
19〔　〕〔　〕〔　〕

Dr.宮口の
ポイント解説

「覚える」能力を鍛えたい理由

Column

記憶力は、過去の大切な思い出を覚えておくことのほか、約束を覚えておく、人の顔と名前を覚えておく、鍵の場所を覚えておく……など、日常生活を円滑に送るうえで欠かせない力です。覚えることに最初に活躍する部位は「耳」と「目」ですが、概して耳から聞いたことよりも目で見たもののほうが忘れにくいので、本書では特に**見て覚える力**を鍛えていきます。

「英会話」に思うこと

 見つける 36

問題 8枚の絵の中に、まったく同じ絵が2枚だけあります。
その2枚の番号を［　］に答えましょう。　→解答は34ページ

同じ絵はどれ？

①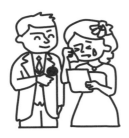

②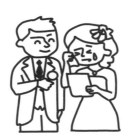

③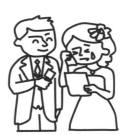

④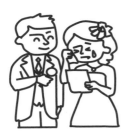

⑤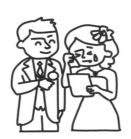

⑥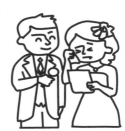

⑦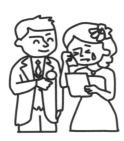

⑧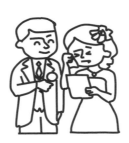

答え［　　　］と［　　　］

29ページの解答

35　10［た］［に］　　15［い］［そ］［な］［ほ］
　　11［う］［へ］　　16［か］［こ］［し］［は］
　　12［く］［す］［の］　17［え］［て］［ね］
　　13［あ］［つ］［ひ］　18［き］［と］［ふ］
　　14［お］［さ］［ぬ］　19［け］［せ］［ち］

※［　］内の文字の順番は
入れ違っても正解です。

30

電車のここが好き

何があった?　別紙を用意

問題 この図形を、10秒ながめて記憶し、
別紙に同じように描いてみましょう。
※10秒くらい、のだいたいの感覚でもオーケー。

描けたら
この図と見比べ、
同じ感じに描けて
いれば、いいよ!

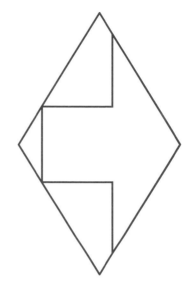

「豆まき」と聞いて思うこと

写す　38

曲線つなぎ

問題 上段の絵と
同じになるよう、
中段と下段の線を
手がかりに、
絵を写しましょう。

一番上と
同じに描いてね

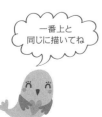

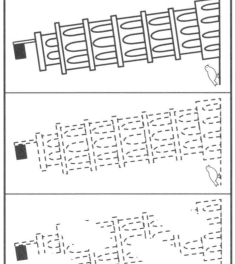

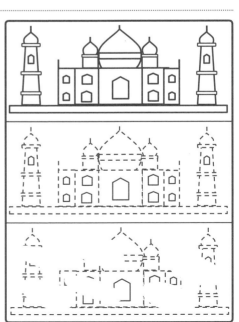

問題 組み合わせると★と同じ形になる、①〜⑤とA〜Eを線で結びましょう。

→解答は34ページ

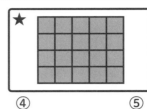

① 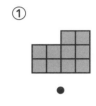　② 　③ 　④ 　⑤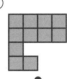

A 　B 　C 　D 　E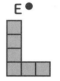

問題 🍎を5個ずつ◯で囲みましょう。
◯の数と🍎の数を答えましょう。

→解答は34ページ

目標	分	秒	今回	分	秒

◯は［　　　　］個

🍎は［　　　　］個

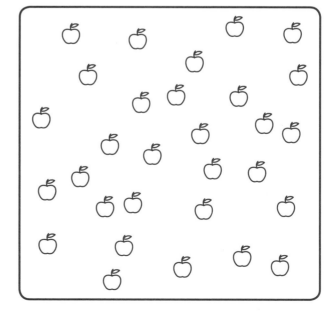

一番楽しかった行事

「遊園地」の思い出

写す 41
くるくる星座

問題 上の星空が回転して、下図のような向きになりました。線で示された星座は、どのようになるか、★、〇、●を線でつなぎましょう。

★からはじめて、じっくり取り組んでね

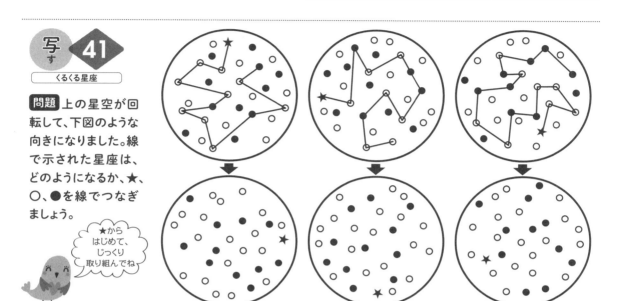

覚える 42
数字はどこ？

問題 この図の数字の位置を、10秒ながめて記憶し、次のページのマス目に同じように書いてみましょう。
※10秒くらい、のだいたいの感覚でもオーケー。

問題 2枚の絵には、違うところが3つあります。
右の絵のほうに、違うところに○をしましょう。

→解答は42ページ

違いはどこ？

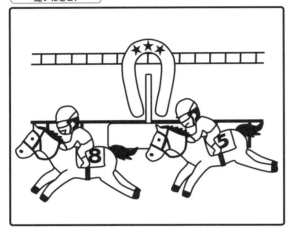
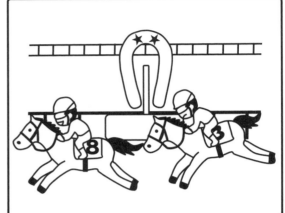

33ページ 覚える 42 の解答欄

30ページから33ページの解答・解説

36 ［4］と［7］
※異なるところ
①マイクの色 ②ネクタイの色 ③マイクの形 ⑤ネックレス
⑥花嫁の涙 ⑧新郎の髪型と花嫁の涙

37 別紙に描いた図形が、出題図と同じか
照らし合わせましょう。

38 出題の最上部の絵と同じに描けていることを
確認しましょう。

39 ①—A ②—B ③—C ④—E ⑤—D

40 ○は［6］個、♋は［30］個

41 上と同じ星座の図形が、傾いて描けている
のを確認しましょう。※傾きは次のとおりです。
左：右回りに90度、中：左回りに90度、右：右回りに90度

42 左の欄に書いた数字の位置を、前のページと
照らし合わせましょう。

切って開いて

問題 折り紙を下の図のように折り、A、B のように切って、開くとどうなるか想像しましょう。答えを1〜4から選び、[　]に番号を書きましょう。

→解答は38ページ

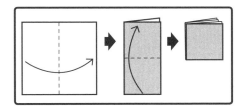

1

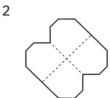

2

3

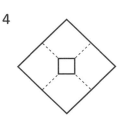

4

A 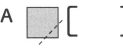 [　　　]　　B 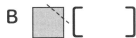 [　　　]

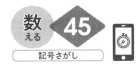

記号さがし

問題 ○の数を数えながら、できるだけ早く○に✓をつけましょう。

→解答は38ページ

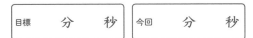

目標	分	秒

今回	分	秒

○は [　　　　] 個

▽◎□◇△☆◎□☆◇○◎△○▽□◇☆
△▽□◇○△□◇◎☆○□☆△□◇△○
○△□○△○▽◎△○☆◇△○☆○△○
△◇◎☆△○○△◎△○□☆▽○△□◇
△□○▽☆□△◇○△◇△◎○△◇□☆
□□△○△◇○▽□▽◎◇☆△○□△○
△☆□◎◇☆□△◇○△◇○◎△○◇△
☆○□△○☆△▽◎○△○□△○△○☆
△◇□◎◇○◎◇△▽□☆○◎○△□☆
□△○◇△□△▽○◎◇○△□○☆▽△
◎◇○☆△☆○△○◎△□☆○□△○◇○
△☆◎△○◇△☆□◎☆△☆△□○▽□
◎◇△○▽□△○☆△○□◎△○□☆○

好きだったのに嫌いになったもの

写す **46**
折り合わせ図形

問題 マス目を、折り線から手前に折ったときに、重なる位置に記号を写しましょう。
→解答は38ページ

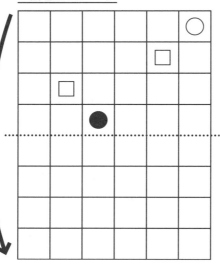

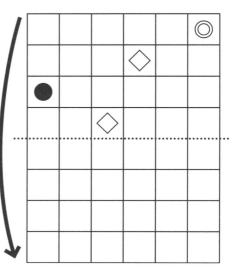

今、一番行ってみたい旅先

見つける **47**
黒ぬり図形

問題 下の①〜④の図を黒く
ぬるとどうなるか、右から選び、
[　]にA〜Hで答えましょう。
→解答は38ページ

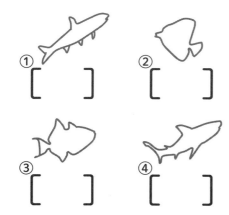

① [　　]

② [　　]

③ [　　]

④ [　　]

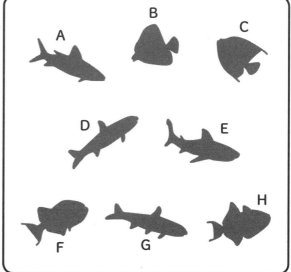

A

B

C

D

E

F

G

H

サルのこんなところが苦手

 想像する **48** 物語つくり

問題 アキラくんの入浴のお話です。①〜⑥の絵を、正しい物語になるように順番を並び替え、[ ]に数字を書いて答えましょう。　→解答は38ページ

① 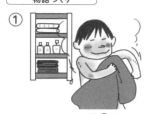　② 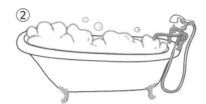　③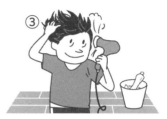

④ 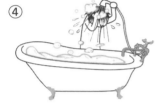　⑤ 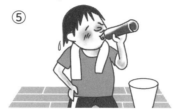　⑥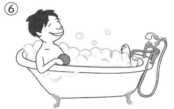

答え [　]→[　]→[　]→[　]→[　]→[　]

ピンク色が似合うもの

	ほ		
さ			ろ
て			に

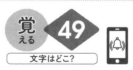 覚える **49** 文字はどこ?

問題 この図のひらがなの位置を、
10秒ながめて記憶し、
次のページのマス目に同じように書いてみましょう。
※10秒くらい、のだいたいの感覚でもオーケー。

数える 50

さがし算

| 目標 | 分 | 秒 |
| 今回 | 分 | 秒 |

問題 ブロックの中の3つの数字を足して16になるものをひと組探し、その3つの数字を線で囲みましょう。たて、よこ、ななめに隣り合う数字から見つけましょう。

→解答は42ページ

3	4	7
2	1	2
3	7	5

3	5	3
1	4	6
2	2	5

1	9	5
8	1	2
4	8	3

2	6	8
3	3	6
4	8	3

5	1	8
3	2	4
2	8	8

6	3	2
5	1	6
2	6	4

37ページ 覚える 49 の解答欄

34ページから37ページの解答・解説

43 ⇒イラストで42ページに掲載

44 A[3] B[1]

45 ○は[48]個

46

	●				◇	
□				●		
		□			◇	
			○			◎

47 ①[G] ②[B] ③[H] ④[E]

48 [2]→[6]→[4]→[1]→[5]→[3]

49 左の欄に書いた文字の位置を、前のページと照らし合わせましょう。

牛肉、豚肉、鶏肉、好きなのはどれ？　その理由は？

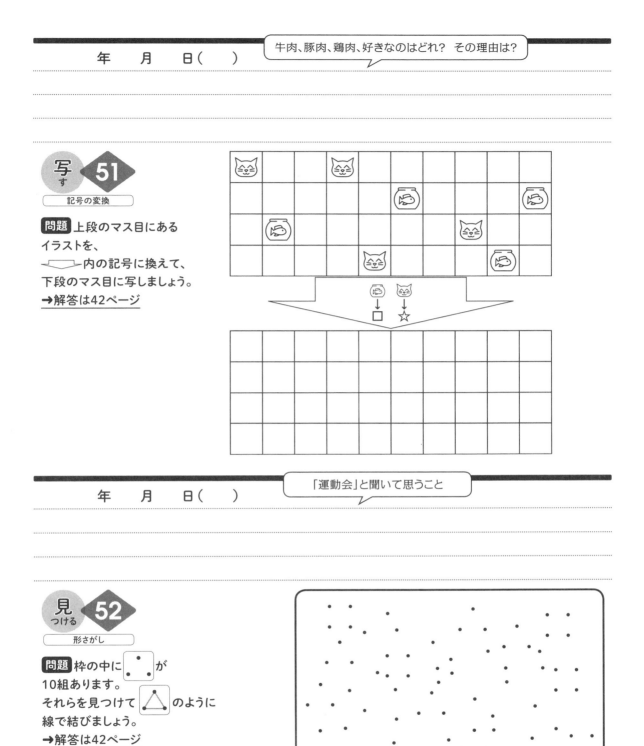

写す 51
記号の変換

問題 上段のマス目にある
イラストを、
⟵⟶ 内の記号に換えて、
下段のマス目に写しましょう。
→解答は42ページ

「運動会」と聞いて思うこと

見つける 52
形さがし

問題 枠の中に ⦙ が
10組あります。
それらを見つけて △ のように
線で結びましょう。
→解答は42ページ

初めて映画館で観た映画

想像する **53**

順位決定戦

問題 みんなが好きな食べ物の人気投票をしました。それぞれの投票結果から、みんなが好きな食べ物の順位をつけましょう。　→解答は42ページ

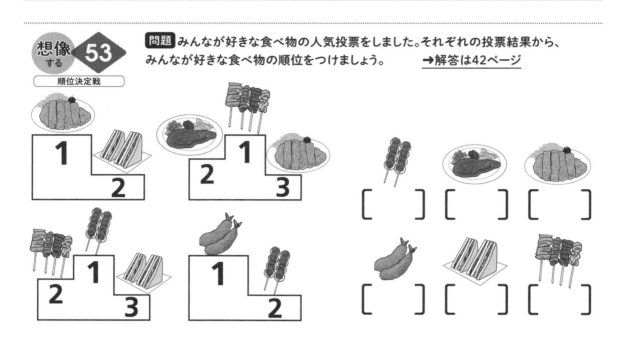

何でも3つ願いが叶うとしたら、何を願う？

見つける **54**

回転パズル

問題 組み合わせると★と同じ形になる、①〜⑤とA〜Eを線で結びましょう。
→解答は42ページ

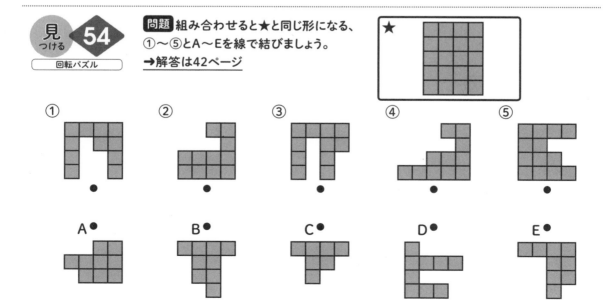

最近、始めた運動

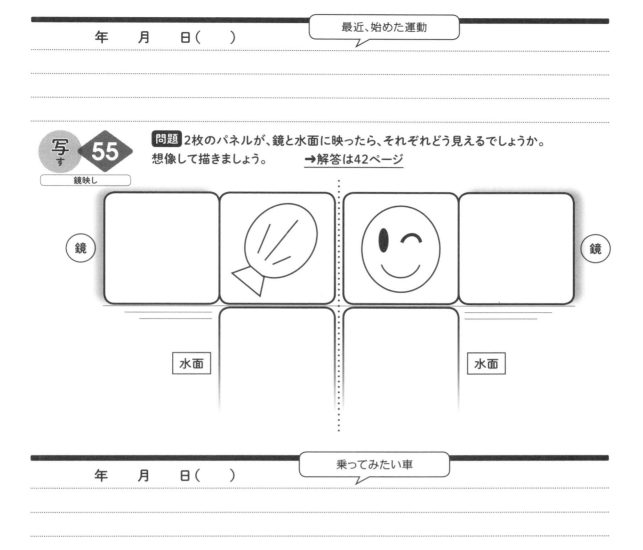

写す **55**

鏡映し

問題 2枚のパネルが、鏡と水面に映ったら、それぞれどう見えるでしょうか。想像して描きましょう。　→解答は42ページ

鏡　　　　　　　　　　　　　　　　　　　　　　　　　　鏡

水面　　　　　　　　　　　水面

乗ってみたい車

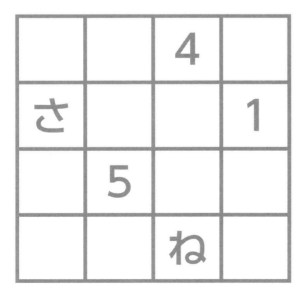

覚える **56**

数字と文字はどこ?

問題 この図の数字とひらがなの位置を、10秒ながめて記憶し、次のページのマス目に同じように書いてみましょう。
※10秒くらい、のだいたいの感覚でもオーケー。

34ページの解答

43

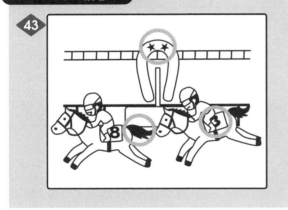

38ページから41ページの解答・解説

50

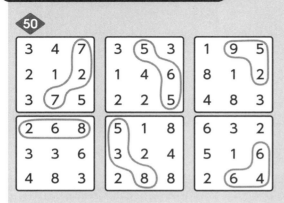

41ページ 覚える **56** の解答欄

51

☆			☆						
						□			□
	□						☆		
					☆			□	

52

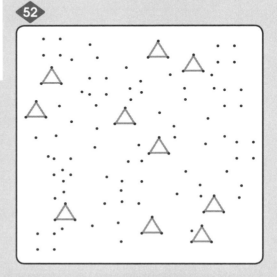

53 だんご[2] ステーキ[4]
　　トンカツ[5] エビフライ[1]
　　サンドイッチ[6] 焼き鳥[3]

54 ①—B ②—E ③—D ④—A ⑤—C

55

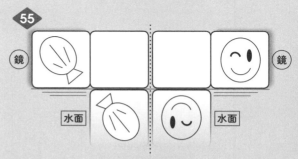

56 左の欄に書いた数字と文字の位置を、
　　前のページと照らし合わせましょう。

登ってみたい山

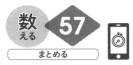

→解答は46ページ

問題 🍎を5個ずつ〇で囲みましょう。
〇の数と🍎の数を答えましょう。

目標	分	秒

今回	分	秒

〇は [　　　] 個

🍎は [　　　] 個

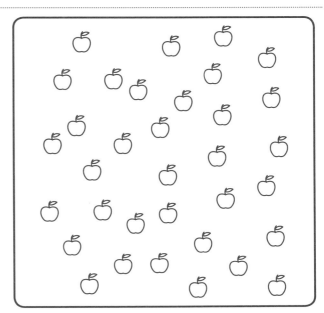

太陽のここが好き

問題 2枚の絵には、違うところが3つあります。
右の絵のほうに、違うところに〇をしましょう。

→解答は46ページ

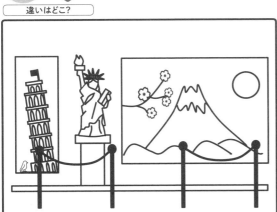

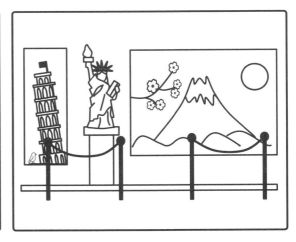

年　　　月　　　日（　　　）

黒が似合うもの

心で回転

問題 真ん中の立体図をイヌさん、ウシさん、ウサギさんから見ると、どう見えるでしょうか？ 見え方をA〜Fから選んで、[　　]に答えましょう。

→解答は46ページ

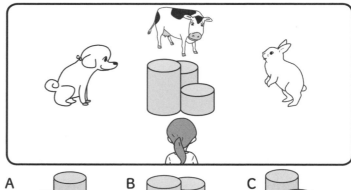

イヌさん　[　　　　　]

ウシさん　[　　　　　]

ウサギさん [　　　　　]

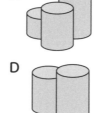

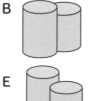

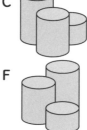

年　　　月　　　日（　　　）

バナナのここが好き

別紙を
用意

問題 この図形を、10秒ながめて記憶し、別紙に同じように描いてみましょう。

※10秒くらい、のだいたいの感覚でもオーケー。

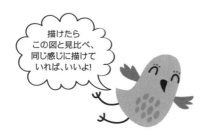

描けたら
この図と見比べ、
同じ感じに描けて
いれば、いいよ！

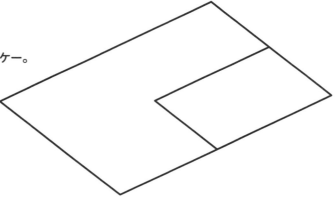

44

年　　月　　日（　　）

数
える
61
記号さがし

問題 △の数を数えながら、できるだけ早く
△に✓をつけましょう。ただし、
△の左に○がある場合は数えず、✓もつけません。
→解答は46ページ

| 目標 | 分 | 秒 |
| 今回 | 分 | 秒 |

△は〔　　〕個

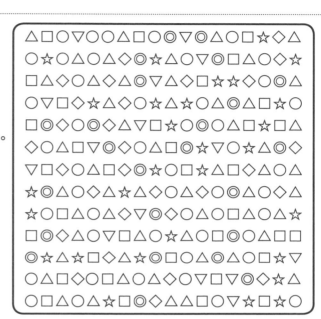

年　　月　　日（　　）

写
す
62
点つなぎ

問題

【三内丸山遺跡】
上の絵と同じになる
よう、点をつないで、
下に写しましょう。

同じ絵に
なれば、OK!

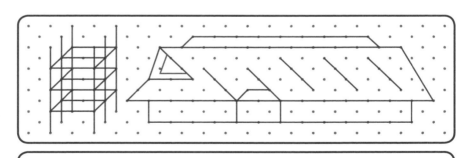

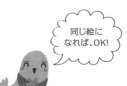

想像する **63**

順位決定戦

問題 動物たちがかけっこをしました。それぞれの結果から、総合順位を考えて速い順から順位をつけましょう。　　→解答は50ページ

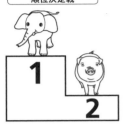 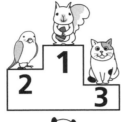

 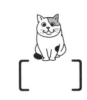

［　　］　［　　］　［　　］

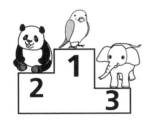 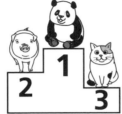

［　　］　［　　］　［　　］

43ページから45ページの解答・解説

57 ○は［6］個、⛄は［34］個

58

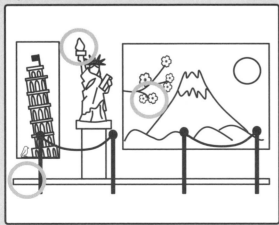

※床の高さが違うので、床全部を囲んでもよいです。

59 イヌさん　［D］
ウシさん　［A］
ウサギさん［E］

60 別紙に描いた図形が、出題図と同じか照らし合わせましょう。

61 △は［35］個

62 出題の上部の絵と同じに点をつなげていることを確認しましょう。

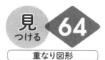

問題 ①〜⑤は、3つのパーツを重ねて作られています。
4つのパーツのうち使われていないものを〇で囲みましょう。
→解答は50ページ

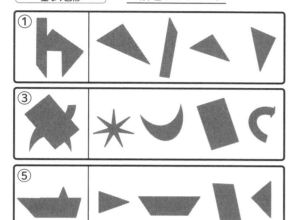

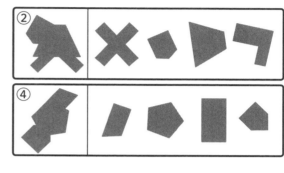

想像する 65
スタンプ

問題 A、Bはスタンプの
印面です。押したときに、
①〜⑥のどの絵になる
か、番号で答えましょう。
→解答は50ページ

A
答え [　　]

B
答え [　　]

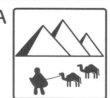

①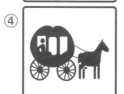

②

③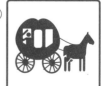

④

⑤

⑥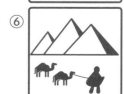

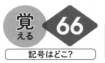

覚える

66

記号はどこ?

問題 この図の「どこに何があるか?」を
10秒ながめて記憶し、
ページをめくって50ページのマス目に
同じように書いてみましょう。
※10秒くらい、のだいたいの感覚でもオーケー。

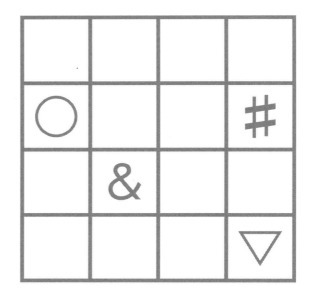

数える

67

さがし算

目標	分	秒
今回	分	秒

問題 ブロックの中の3つの数字を足して14になるものをふた組ずつ探し、その3つの数字を線で囲みましょう。たて、よこ、ななめに隣り合う数字から見つけましょう。
→解答は50ページ

7	1	4
6	2	5
3	4	3

4	5	3
9	8	9
7	6	2

7	8	4
8	1	8
4	6	2

1	2	7
3	9	8
6	5	9

1	8	9
4	9	7
3	6	2

7	2	5
2	6	8
3	7	9

「香水」の思い出

曲線つなぎ

問題 上段の絵と
同じになるよう、
中段と下段の線を
手がかりに、
絵を写しましょう。

一番上と
同じに描いてね

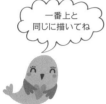

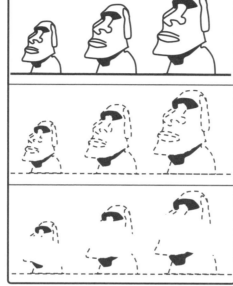

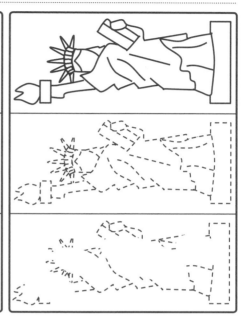

座右の書は?

数字と文字はどこ?

問題 この図の数字とひらがなの位置を、
10秒ながめて記憶し、
次のページのマス目に同じように書いてみましょう。
※10秒くらい、のだいたいの感覚でもオーケー。

			え
7		り	
る			
	4		

46ページから49ページの解答・解説

63

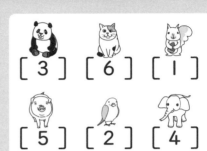

64

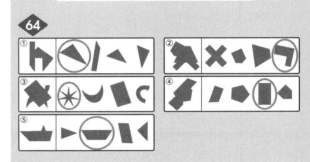

65 A[6] B[4]

66 左に書き入れた記号の位置が、48ページの
出題と同じか照らし合わせましょう。

67

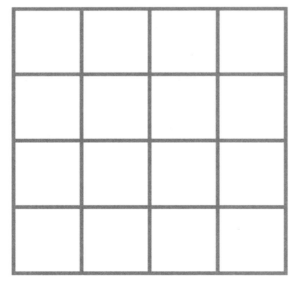
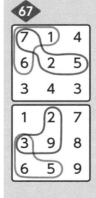
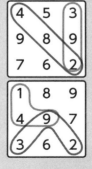
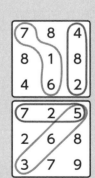

68 出題の最上部の絵と同じに描けている
ことを確認しましょう。

69 左に書き入れた数字と文字の位置が、前の
ページの出題と同じか照らし合わせましょう。

→解答は52ページ

問題 計算の答えと同じ数字の［　］に「あ」〜「ほ」を入れましょう。

目標	分	秒	今回	分	秒

あ	42÷3	さ	39÷3	な	38÷2
い	21−9	し	5×3	に	23−11
う	34÷2	す	19−8	ぬ	60÷4
え	9+7	せ	72÷6	ね	14+2
お	5×2	そ	8×2	の	9×2
か	13+5	た	12+2	は	6+13
き	45÷3	ち	13−3	ひ	25−12
く	9+4	つ	27−12	ふ	51÷3
け	7×2	て	11+8	へ	24−6
こ	32÷2	と	25−8	ほ	9+2

10 ［　］［　］

11 ［　］［　］

12 ［　］［　］［　］

13 ［　］［　］［　］

14 ［　］［　］［　］

15 ［　］［　］［　］［　］

16 ［　］［　］［　］

17 ［　］［　］

18 ［　］［　］［　］

19 ［　］［　］

Dr.宮口の **ポイント解説**

Column

「数える」能力を鍛えたい理由

電子マネーが増えた昨今、現金を払っておつりを計算したりする機会は減りましたが、計算が必要となる場はまだまだあります。「きょうの買い物はだいたいいくらかな？」「アメ玉を子どもたちに平等に配るには何個ずつかな？」など、電卓を使わず、さっと暗算したいところです。コグトレへの挑戦を積み重ねることで**素早く数える、暗算する力**が鍛えられます。

地球最後の日に食べたいもの

→解答は56ページ

見
つける
71
同じ絵はどれ?

問題 8枚の絵の中に、まったく同じ絵が2枚だけあります。
その2枚の番号を[　]に答えましょう。

① 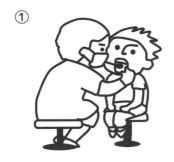　② 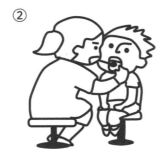　③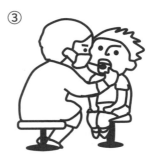

④ 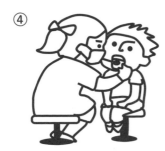　⑤ 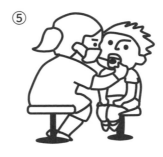　⑥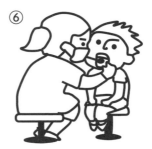

⑦ 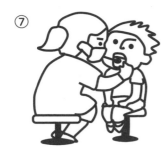　⑧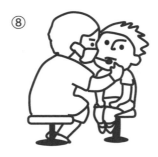

答え [　　　] と [　　　]

51ページの解答

70 10 [お] [ち]
11 [す] [ほ]
12 [い] [せ] [に]
13 [く] [さ] [ひ]
14 [あ] [け] [た]

15 [き] [し] [つ] [ぬ]
16 [え] [こ] [そ] [ね]
17 [う] [と] [ふ]
18 [か] [の] [へ]
19 [て] [な] [は]

※[　]内の文字の順番は
入れ違っても正解です。

最近「ツイてる!」と思ったこと

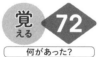
何があった？

別紙を
用意

問題 この図形を、10秒ながめて記憶し、
別紙に同じように描いてみましょう。
※10秒くらい、のだいたいの感覚でもオーケー。

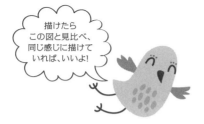
描けたら
この図と見比べ、
同じ感じに描けて
いれば、いいよ!

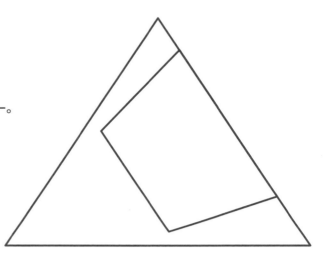

最近、発見したこと

写す　**73**
折り合わせ図形

問題 マス目を、折り線から手前に折ったときに、重なる位置に記号を写しましょう。
→解答は56ページ

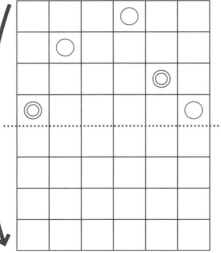 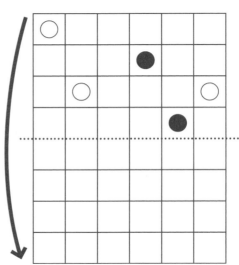

移住してみたい土地

 74 形さがし

問題 枠の中に 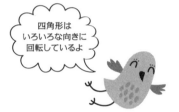 が
10組あります。
それらを見つけて のように
線で結びましょう。
→解答は64ページ

四角形は
いろいろな向きに
回転しているよ

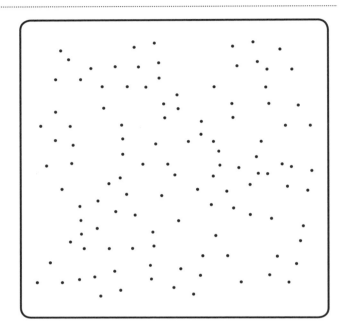

ウサギのこんなところが苦手

 **75**

問題 を5個ずつ◯で囲みましょう。
◯の数との数を答えましょう。
→解答は56ページ

目標	分	秒	今回	分	秒

◯は [　　　] 個

は [　　　] 個

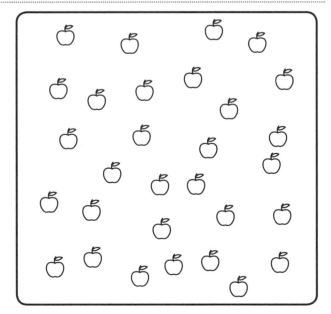

くるくる星座

問題 上の星空が回転して、下図のような向きになりました。線で示された星座は、どのようになるか、★、〇、●を線でつなぎましょう。

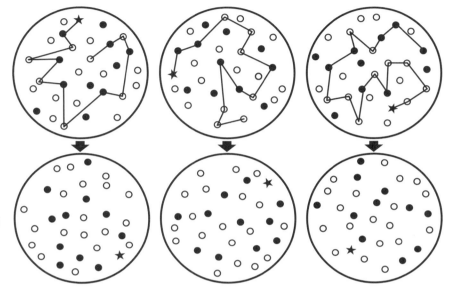

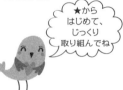
★からはじめて、じっくり取り組んでね

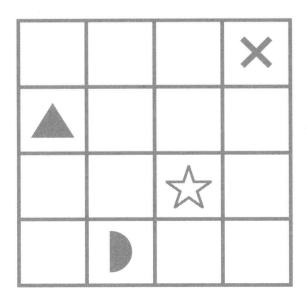

記号はどこ？

問題 この図の「どこに何があるか？」を
10秒ながめて記憶し、
次のページのマス目に同じように書いてみましょう。
※10秒くらい、のだいたいの感覚でもオーケー。

 見つける 78
黒ぬり図形

問題 下の①～④の図を黒くぬるとどうなるか、右から選び、[　]にA～Hで答えましょう。

→解答は60ページ

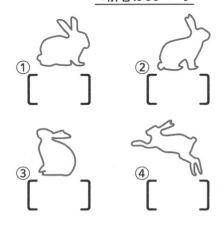

① [　　　]

② [　　　]

③ [　　　]

④ [　　　]

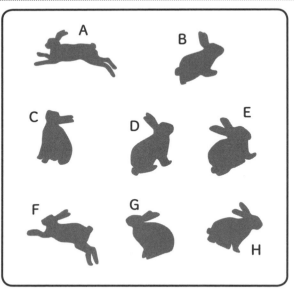

55ページ 覚える 77 の解答欄

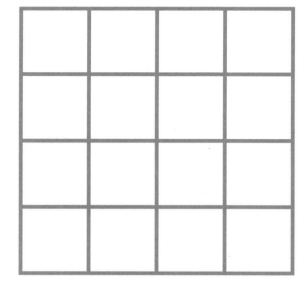

52ページから55ページの解答・解説

71 [6]と[7]
※異なるところ ①医師の髪型 ②医師のマスクなし
③医師の髪型と袖 ④医師の髪にリボン
⑤医師のイスの高さ ⑧医師の髪型と患者の口元

72 別紙に描いた図形が、出題図と同じか
照らし合わせましょう。

73

◎				○		●	
		◎		○			○
○					●		
		○		○			

74 ⇒イラストで64ページに掲載

75 ○は[6]個、🐇は[30]個

76 上と同じ星座の図形が、傾いて描けているのを
確認しましょう。※傾きは次のとおりです。
いずれも右回りに、左：約140度、中：約140度、右：約60度

77 左の欄に書いた記号の位置を、
前のページと照らし合わせましょう。

想像する 79

切って開いて

問題 折り紙を下の図のように折り、A、B のように切って、開くとどうなるか想像しましょう。答えを1〜4から選び、[　]に番号を書きましょう。

→解答は60ページ

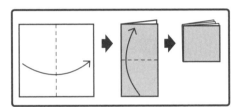

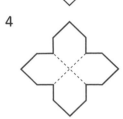

1　　2

3　　4

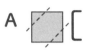 A [　　] B [　　]

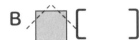

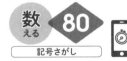

数える 80 📱

記号さがし

問題 ○の数を数えながら、できるだけ早く ○に✓をつけましょう。ただし、 ○の左に△がある場合は数えず、✓もつけません。

→解答は60ページ

目標　　分　　秒　　今回　　分　　秒

○は [　　　　] 個

```
◎□○△◎△○□☆▽○△□◇△□○▽
☆□△◇○△◇☆◇○◎△○▽□◇☆△
▽□◇○△□◇◎☆○□☆△□△◇△○
△□○◎▽◎△○□☆◇△○☆○△○△
◇◎☆△○□△○△○○△□○△△△☆
○□△○△◇○▽□▽◎◇☆△○□△○
△☆□◎◇△○☆△△☆○△◎△□☆○
□△○◇○△☆◎△○□☆○◎○△□☆
□△○□△○△◇▽◎◇○△○□△◇△
☆□◎◇△○▽□△☆○△○□◎○△□
◇△☆□◎▽○□◇△△△◎▽△◇□☆
◇○△□◇△◎○△○◎☆▽○☆△○◇
△□○○▽☆☆△△□◎◇◇◎◇△▽○
```

もしも無人島に1冊だけ持っていくとしたら何の本?

写す 81
記号の変換

問題 上段のマス目にある
イラストを、
内の記号に換えて、
下段のマス目に写しましょう。
→解答は60ページ

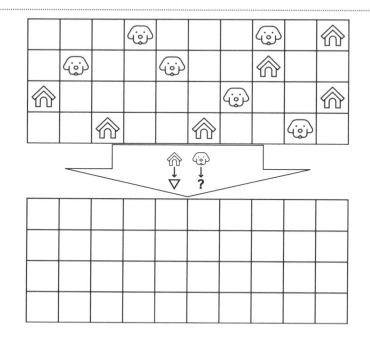

いつか挑戦したい趣味

見つける 82
重なり図形

問題 ①〜⑤は、3つのパーツを重ねて作られています。
4つのパーツのうち使われていないものを〇で囲みましょう。
→解答は64ページ

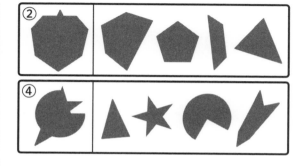

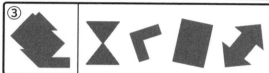

乗ってみたい電車

泳いでみたい海

想像する 83

心で回転

問題 真ん中の立体図をイヌさん、ウシさん、ウサギさんから見ると、どう見えるでしょうか？ 見え方をA〜Fから選んで、[　]に答えましょう。

→解答は60ページ

イヌさん [　　　]

ウシさん [　　　]

ウサギさん [　　　]

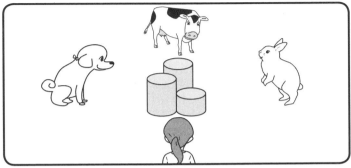

A 　　B 　　C

D 　　E 　　F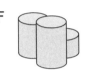

5			1
	3		
	4		
		2	

覚える 84

数字はどこ？

問題 この図の数字の位置を、10秒ながめて記憶し、次のページのマス目に同じように書いてみましょう。

※10秒くらい、のだいたいの感覚でもオーケー。

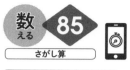

数える ⬥85
さがし算

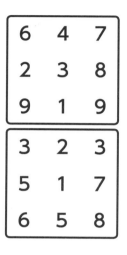

問題 ブロックの中の3つの数字を足して15になるものをふた組ずつ探し、その3つの数字を線で囲みましょう。たて、よこ、ななめに隣り合う数字から見つけましょう。
→解答は64ページ

目標	分	秒
今回	分	秒

1	9	3
3	7	8
7	2	9

3	9	6
7	1	5
2	2	7

6	4	7
2	3	8
9	1	9

3	2	9
2	1	5
7	4	6

6	9	1
1	2	3
9	8	5

3	2	3
5	1	7
6	5	8

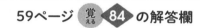

59ページ 覚える ◆84 の解答欄

56ページから59ページの解答・解説

78 ①[E] ②[D] ③[G] ④[F]

79 A[4]、B[I]

80 ○は[28]個

81

		?			?		▽
	?		?			▽	
▽					?		▽
		▽		▽		?	

82 ⇒イラストで64ページに掲載

83 イヌさん　　[C]
　　ウシさん　　[A]
　　ウサギさん[B]

84 左の欄に書いた数字の位置を、前のページと照らし合わせましょう。

白が似合うもの

問題

【青函連絡船】
上の絵と同じになる
よう、点をつないで、
下に写しましょう。

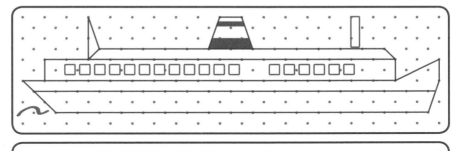

同じ絵に
なれば、OK!

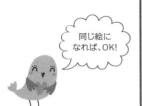

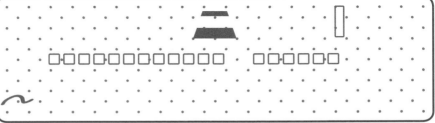

イチゴのここが好き

問題 組み合わせると★と同じ形になる、
①～⑤とA～Eを線で結びましょう。
→解答は64ページ

★

①　　　　　②　　　　　③　　　　　④　　　　　⑤

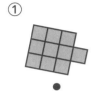 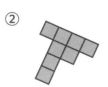 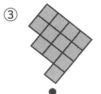 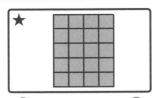 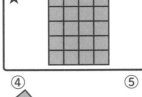

A●　　　B●　　　C●　　　D●　　　E●

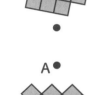 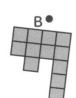 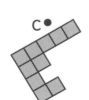 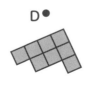 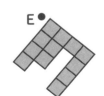

雨の日のここが好き

想像する **88**

順位決定戦

問題 動物たちがかけっこをしました。それぞれの結果から、総合順位を考えて速い順から順位をつけましょう。　→解答は64ページ

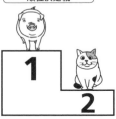
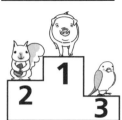
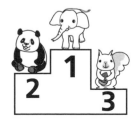
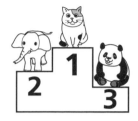

[　　]　[　　]　[　　]

[　　]　[　　]　[　　]

「料理」と聞いて思うこと

見つける **89**

形さがし

問題 枠の中に が10組あります。それらを見つけて のように線で結びましょう。
→解答は64ページ

三角形はいろいろな向きに回転しているよ

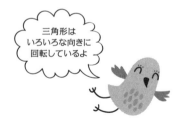

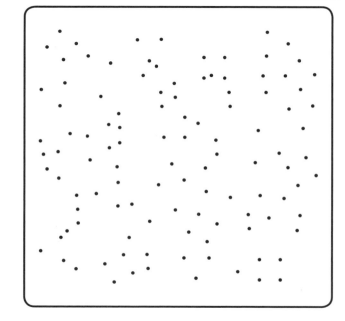

きのうの「私のニュース」

写す **90**

鏡映し

問題 2枚のパネルが、鏡と水面に映ったら、それぞれどう見えるでしょうか。想像して描きましょう。　→解答は64ページ

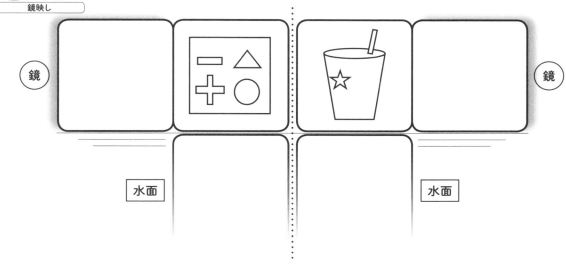

鏡　　　　　　　　　　　　　　　　　　　　　鏡

水面　　　　　　　　　　　　水面

「推し」の女性タレント

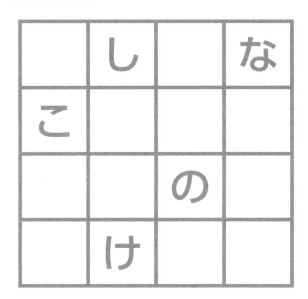

覚える **91**

文字はどこ?

問題 この図のひらがなの位置を、
10秒ながめて記憶し、
次のページのマス目に同じように書いてみましょう。
※10秒くらい、のだいたいの感覚でもオーケー。

74

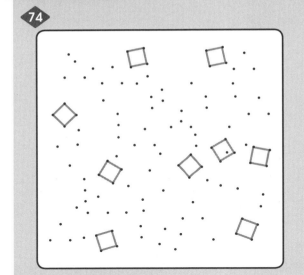

82

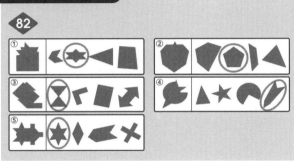

63ページ 覚える **91** の解答欄

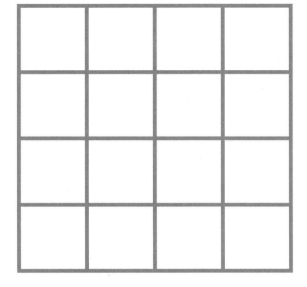

85

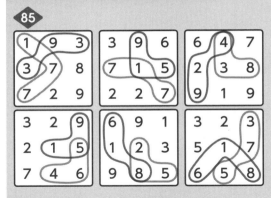

86 出題の上部の絵と同じに点を
つなげていることを確認しましょう。

87 ①—C ②—E ③—D ④—A ⑤—B

88 リス[5] ブタ[1] インコ[6]
ゾウ[3] ネコ[2] パンダ[4]

89

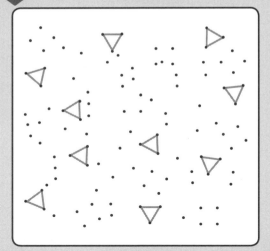

90

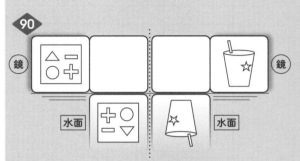

91 左の欄に書いた文字の位置を、
前のページと照らし合わせましょう。

まとめる

問題 🍎を5個ずつ◯で囲みましょう。
◯の数と🍎の数を答えましょう。

→解答は68ページ

| 目標 | 分 | 秒 | 今回 | 分 | 秒 |

◯は［　　　　］個

🍎は［　　　　］個

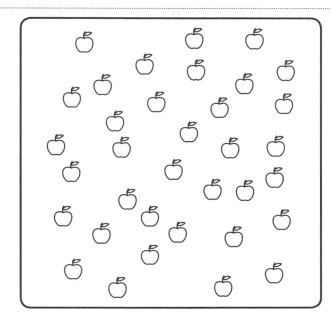

違いはどこ?

問題 2枚の絵には、違うところが3つあります。
右の絵のほうに、違うところに◯をしましょう。

→解答は68ページ

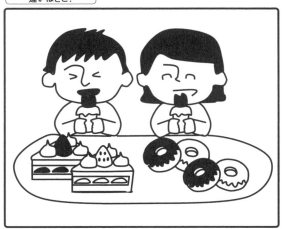
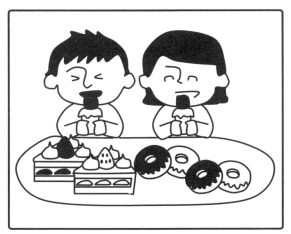

65

「部活」と聞いて思うこと

想像する 94 スタンプ

A 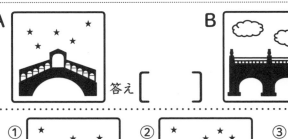 答え [　　　]

B 答え [　　　]

問題 A、Bはスタンプの印面です。押したときに、①〜⑥のどの絵になるか、番号で答えましょう。

→解答は68ページ

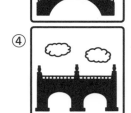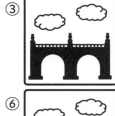

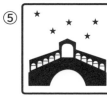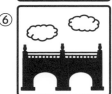

「お土産」の思い出

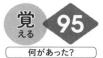覚える 95 別紙を用意

問題 この図形を、10秒ながめて記憶し、別紙に同じように描いてみましょう。

※10秒くらい、のだいたいの感覚でもオーケー。

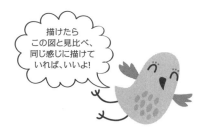
描けたらこの図と見比べ、同じ感じに描けていれば、いいよ！

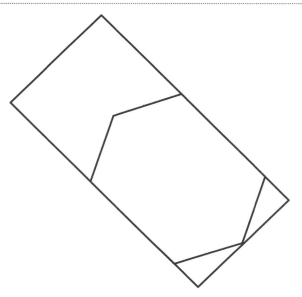

座右の銘は?

数える 96

記号さがし

📱

問題 □の数を数えながら、できるだけ早く
□に✓をつけましょう。ただし、
□の左に△がある場合は数えず、✓もつけません。
→解答は68ページ

目標	分	秒	今回	分	秒

□は〔　　　　〕個

○◇△☆□◎☆△☆□◎◇○◎◇△▽□
☆○◎○△□☆□△◇○△□▽◎◇△△
□▽☆△□◇○△◇△◎▽△◇□☆☆
◇○◎△○▽□◇☆△▽□◇○△□◇□
△□◇○△☆◎○△△□◎☆▽○☆△◎◇
□◇△☆◎□□○△○△◇◎☆△○▽◎
○□△□△◇○▽△□▽◎☆△○□△
○△☆□◎◇△○△○☆○○△○◇△☆○
□△□△○△◎◇△○△□◎▽△☆□◎
◇△○▽□△○☆△○□◎○△□☆○☆
○△◎△□☆△◎△○□☆▽○△□◇◎
☆○□△□◇△△○○△□○◎▽◎△○
□☆◇△○☆○△□○▽☆□△◇○△◇

「初恋」と聞いて思うこと

写す 97

曲線つなぎ

問題 上段の絵と
同じになるよう、
中段と下段の線を
手がかりに、
絵を写しましょう。

一番上と
同じに描いてね

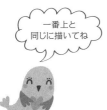

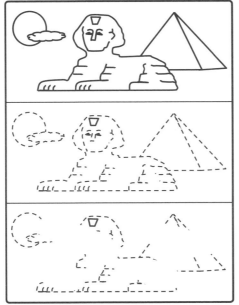

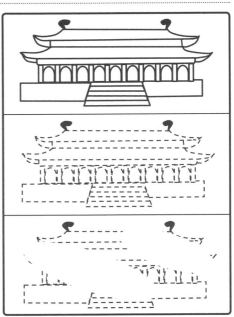

タイムマシンがあったら、何年（いつ）に行きたい？

想像する **98** 物語つくり

問題 カフェでのお話です。①〜⑧の絵を、正しい物語になるように順番を並び替え、[ ]に数字を書いて答えましょう。　→解答は72ページ

①
②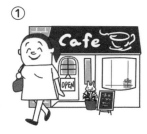
③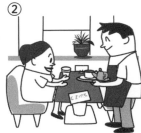
④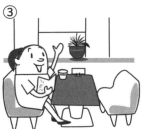

⑤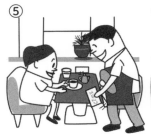
⑥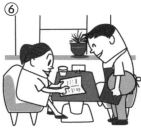
⑦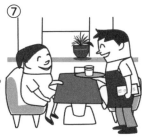
⑧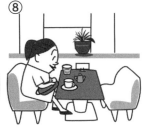

答え [　]→[　]→[　]→[　]→[　]→[　]→[　]→[　]

65ページから67ページの解答・解説

92 ○は[**7**]個、●は[**35**]個

93
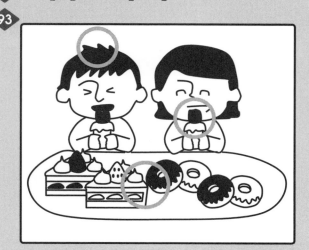

94 A[**1**] B[**6**]

95 別紙に描いた図形が、出題図と同じか照らし合わせましょう。

96 □は[**23**]個

97 出題の最上部の絵と同じに描けていることを確認しましょう。

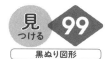 **問題** 下の①〜④を黒くぬる前の姿を、右から選び、[　]にA〜Hで答えましょう。
→解答は72ページ

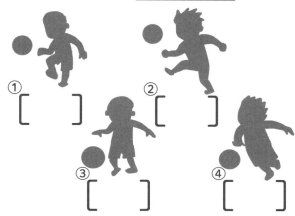

① [　　]　② [　　]　③ [　　]　④ [　　]

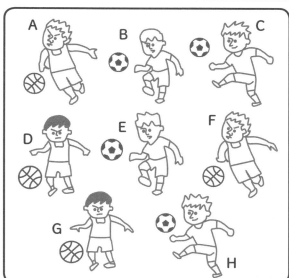

想像する 100 切って開いて

問題 折り紙を下の図のように折り、A、Bのように切って、開くとどうなるか想像しましょう。答えを1〜4から選び、[　]に番号を書きましょう。
→解答は72ページ

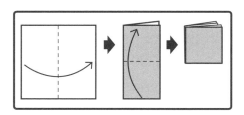

1
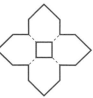

2

3
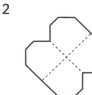

4
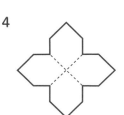

A 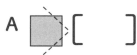 [　　]　　B 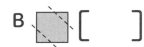 [　　]

年　　月　　日（　　）

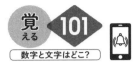

覚える **101** **数字と文字はどこ?**

問題 この図の数字とひらがなの位置を、
10秒ながめて記憶し、ページをめくって72ページの
マス目に同じように書いてみましょう
※10秒くらい、のだいたいの感覚でもオーケー。

	の		4
			た
9			
	7		

年　　月　　日（　　）

数える **102** **記号さがし**

問題 🍎の数を数えながら、できるだけ早く
🍎に✓をつけましょう。ただし、🍎の左に
下のものがある場合は数えず、✓もつけません。

→解答は72ページ

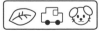

目標　　　分　　　秒	今回　　　分　　　秒

🍎は［　　　　］個

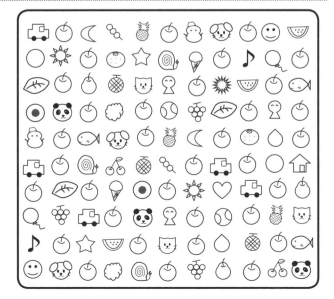

写す **103**
折り合わせ図形

問題 マス目を、折り線から手前に折ったときに、重なる位置に記号を写しましょう。
→解答は72ページ

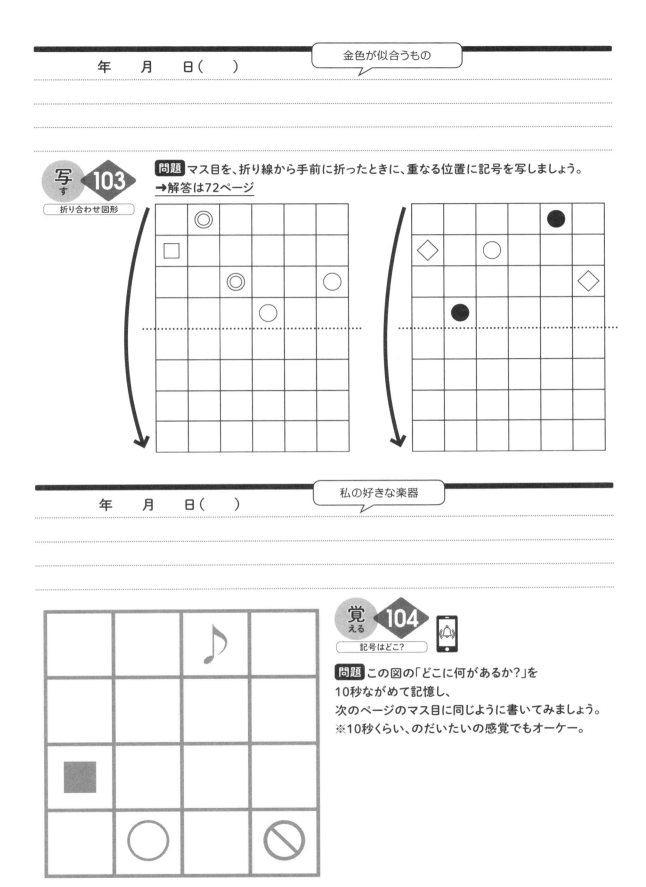

覚える **104**
記号はどこ?

問題 この図の「どこに何があるか?」を
10秒ながめて記憶し、
次のページのマス目に同じように書いてみましょう。
※10秒くらい、のだいたいの感覚でもオーケー。

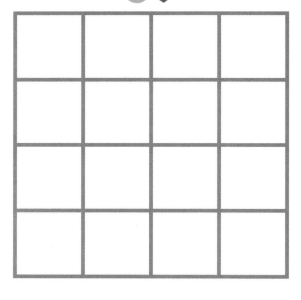

折り返し雑記

中間点を越えました。
今、どんな気持ち？

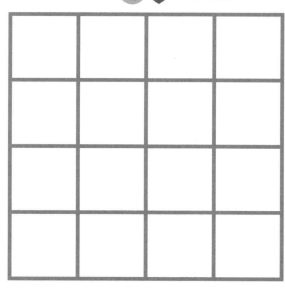

68ページから71ページの解答・解説

98 [4]→[7]→[3]→[6]→[2]→
[5]→[8]→[l]

99 ①[B] ②[C] ③[G] ④[F]

100 A[2] B[3]

101 左に書き入れた数字と文字の位置が、
70ページの出題と同じか照らし合わせましょう。

102 🍎は[23]個

103

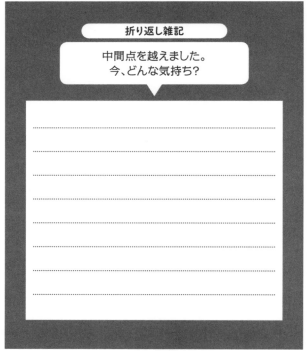

104 左に書き入れた記号の位置が、前のページの
出題と同じか照らし合わせましょう。

好きなお寿司のネタは?

数える 105 あいう算

問題 計算の答えと同じ数字の[　]に「あ〜こ」「A〜J」「ア〜コ」を入れましょう。
→解答は74ページ

目標　　分　　秒　｜　今回　　分　　秒

あ	64÷4	A	56÷4	ア	4+9
い	14−4	B	8+7	イ	7×2
う	41−22	C	23−11	ウ	3×6
え	72÷6	D	13+3	エ	9+2
お	5×3	E	30÷3	オ	51÷3
か	44÷4	F	46−28	カ	14+2
き	19−2	G	21−2	キ	29−12
く	36÷2	H	65÷5	ク	6+9
け	8+5	I	21−7	ケ	48÷4
こ	57÷3	J	75÷5	コ	2×8

10 [　] [　]
11 [　] [　] [　]
12 [　] [　] [　]
13 [　] [　] [　]
14 [　] [　] [　]

15 [　] [　] [　] [　]
16 [　] [　] [　] [　]
17 [　] [　]
18 [　] [　]
19 [　] [　] [　]

Dr.宮口の ポイント解説

Column

「写す」能力を鍛えたい理由

「真似ること」は、何かを学ぶうえでのシンプルながら大切な基本です。趣味を広げるうえでも、真似て自分のモノにするための大切な力です。お手本を見ながら真似て書くということなど、学業を離れてしまうとなかなか機会がないものです。本書では見たままを写す、ある条件に従って正確に写し替えるなど、写すことを通して、真似る力を鍛えていきます。

年　　月　　日（　　）

問題 8枚の絵の中に、まったく同じ絵が2枚だけあります。
その2枚の番号を[　]に答えましょう。　　→解答は78ページ

同じ絵はどれ？

① 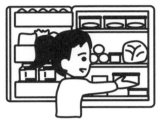　② 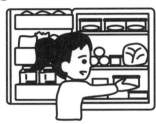　③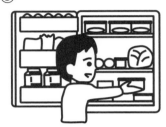

④ 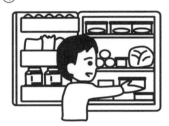　⑤ 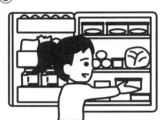　⑥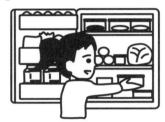

⑦ 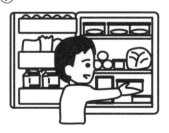　⑧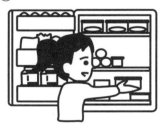

答え [　　　] と [　　　]

73ページの解答

105
10	[い]	[E]	
11	[か]	[エ]	
12	[え]	[C]	[ケ]
13	[け]	[H]	[ア]
14	[A]	[I]	[イ]
15	[お]	[B]	[J]	[ク]
16	[あ]	[D]	[カ]	[コ]
17	[き]	[オ]	[キ]	
18	[く]	[F]	[ウ]	
19	[う]	[こ]	[G]	

※[　]内の文字の順番は
入れ違っても正解です。

問題 この図形を、10秒ながめて記憶し、
別紙に同じように描いてみましょう。
※10秒くらい、のだいたいの感覚でもオーケー。

描けたら
この図と見比べ、
同じ感じに描けて
いれば、いいよ！

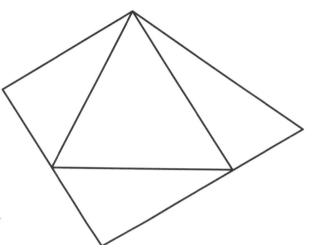

問題 上段のマス目にある
イラストを、
内の記号に換えて、
下段のマス目に写しましょう。
➡解答は78ページ

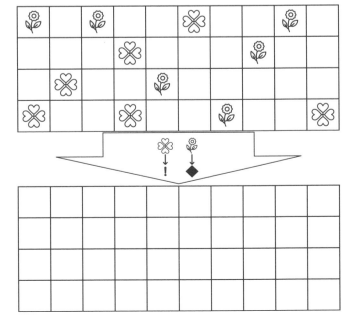

75

乗ってみたい飛行機

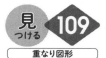

重なり図形

問題 ① ～⑤は、3つのパーツを重ねて作られています。
4つのパーツのうち使われていないものを○で囲みましょう。
→解答は86ページ

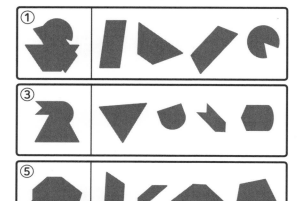
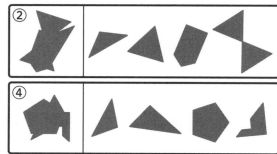

雪国と南国、どっちが好き？　その理由は？

まとめる

問題 🍎を6個ずつ○で囲みましょう。
○の数と🍎の数を答えましょう。
→解答は78ページ

目標	分	秒

今回	分	秒

○は［　　　］個

🍎は［　　　］個

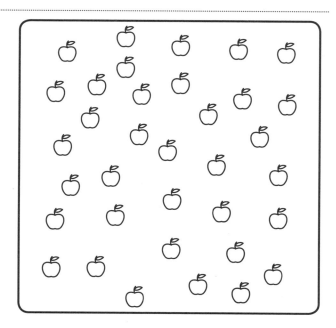

イヌのこんなところが苦手

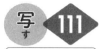

問題 2枚のパネルが、鏡と水面に映ったら、それぞれどう見えるでしょうか。想像して描きましょう。　　→解答は86ページ

鏡映し

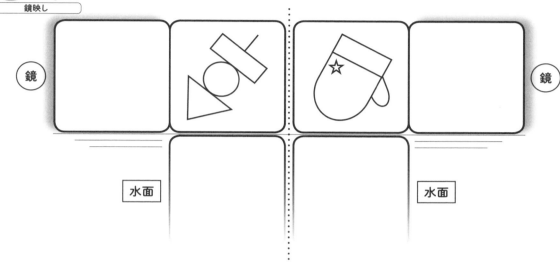

鏡　　　　　　　　　　　　　　　　　　　　　　　鏡

水面　　　　　　　　　　　　　　　　　　　　水面

黄色が似合うもの

覚える 112

数字はどこ?

問題 この図の数字の位置を、10秒ながめて記憶し、次のページのマス目に同じように書いてみましょう。
※10秒くらい、のだいたいの感覚でもオーケー。

2			
		4	
	3		
	5		1

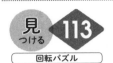 見つける **113** 回転パズル

問題 組み合わせると★と同じ形になる、①～⑤とA～Eを線で結びましょう。

→解答は82ページ

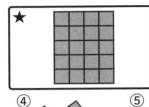

①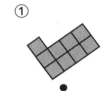

②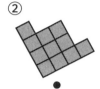

③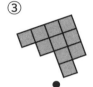

④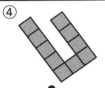

⑤

A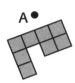

B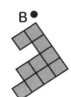

C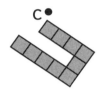

D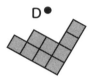

E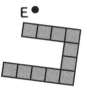

77ページ 覚える **112** の解答欄

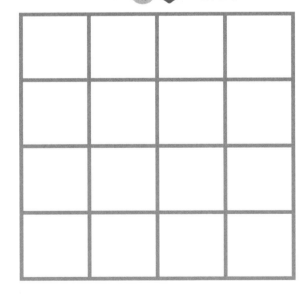

74ページから77ページの解答・解説

106 ［1］と［5］
※異なるところ ②棚の左上段
③髪型と棚の右中段 ④髪型 ⑥棚の右上段
⑦髪型と棚の右下段 ⑧棚の右中段

107 別紙に描いた図形が、出題図と同じか
照らし合わせましょう。

108

◆		◆			！			◆	
			！					◆	
	！			◆					
！			！			◆			！

109 ⇒イラストで86ページに掲載

110 ○は［5］個、👆は［35］個

111 ⇒イラストで86ページに掲載

112 左の欄に書いた数字の位置を、
前のページと照らし合わせましょう。

雪の日のここが好き

心で回転

問題 真ん中の立体図をイヌさん、ウシさん、ウサギさんから見ると、どう見えるでしょうか？ 見え方をA〜Eから選んで、[　]に答えましょう。
→解答は82ページ

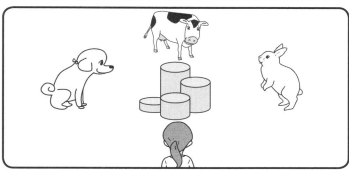

イヌさん　[　　　]

ウシさん　[　　　]

ウサギさん　[　　　]

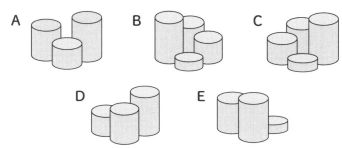

「洗濯」と聞いて思うこと

記号さがし

問題 🍊の数を数えながら、できるだけ早く🍊に✓をつけましょう。ただし、🍊の左に下のものがある場合は数えず、✓もつけません。
→解答は82ページ

目標　　分　　秒　　今回　　分　　秒

🍊は[　　　]個

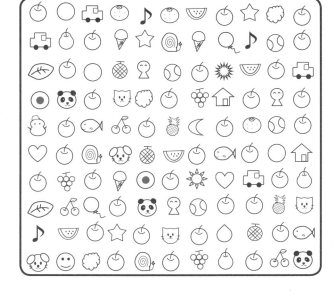

写す 116
くるくる星座

問題 上の星空が回転して、下図のような向きになりました。線で示された星座は、どのようになるか、〇や●を線でつなぎましょう。

どこからはじめるのか、目星をつけるのも大事

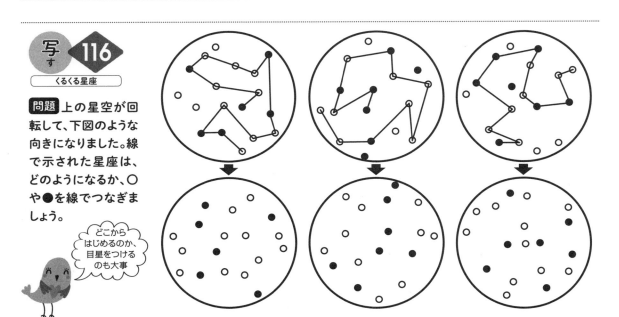

見つける 117
形さがし

問題 枠の中に が10組あります。
それらを見つけて のように線で結びましょう。
→解答は86ページ

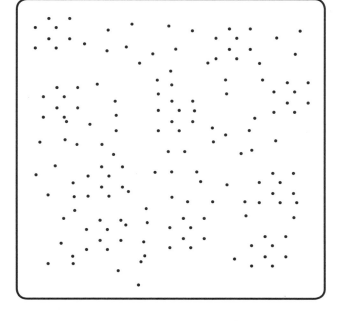

想像する 118
順位決定戦

問題 みんなが好きな食べ物の人気投票をしました。それぞれの投票結果から、一番人気があった食べ物に○を、一番人気がなかった食べ物に△をつけましょう。
→解答は82ページ

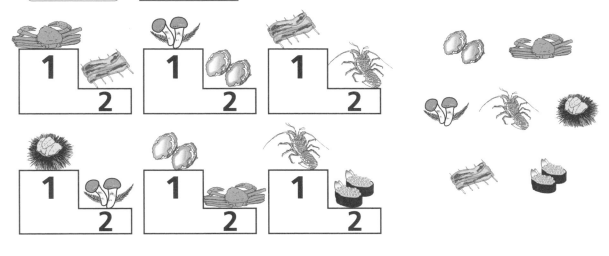

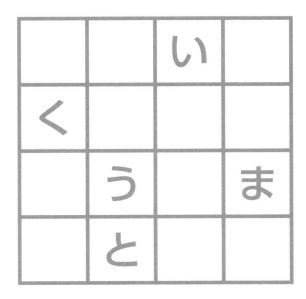

覚える 119
文字はどこ？

問題 この図のひらがなの位置を、10秒ながめて記憶し、次のページのマス目に同じように書いてみましょう。
※10秒くらい、のだいたいの感覚でもオーケー。

年　　月　　日（　　）

「朝日」の思い出

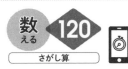
数える 120
さがし算

問題 ブロックの中の3つの数字を足して15になるものをひと組探し、その3つの数字を線で囲みましょう。たて、よこ、ななめに隣り合う数字から見つけましょう。
→解答は86ページ

目標	分	秒
今回	分	秒

5	7	9	5
7	5	4	8
4	8	7	1
1	8	4	8

6	1	9	1
1	9	4	7
7	8	9	8
4	5	7	9

81ページ 覚える 119 の解答欄

78ページから81ページの解答・解説

113 ①—E ②—D ③—B ④—C ⑤—A

114 イヌさん　［B］
ウシさん　［E］
ウサギさん［D］

115 ⏱は［22］個

116 上と同じ星座の図形が、傾いて描けているのを確認しましょう。
※傾きは次のとおりです。
左：右回りに約110度、中：左回りに約175度、右回りに約135度

117 ⇒イラストで86ページに掲載

118
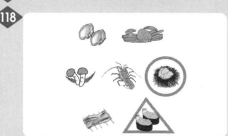

119 左の欄に書いた文字の位置を、前のページと照らし合わせましょう。

大切にしているプレゼント

問題

【ハウステンボス】
上の絵と同じになる
よう、点をつないで、
下に写しましょう。

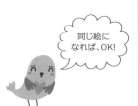

同じ絵に
なれば、OK!

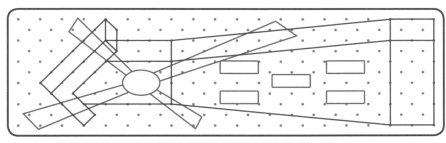

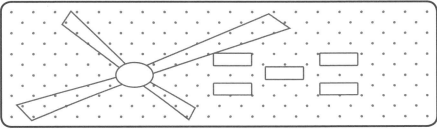

人間以外で生まれ変わりたいもの

問題 2枚の絵には、違うところが3つあります。
右の絵のほうに、違うところに○をしましょう。

→解答は86ページ

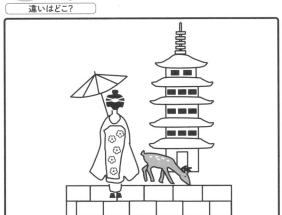

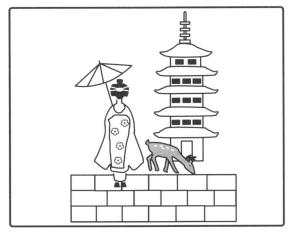

想像する **123**
物語つくり

問題 図書館を訪ねたお話です。①〜⑧の絵を、正しい物語になるように順番を並び替え、［　］に数字を書いて答えましょう。　→解答は86ページ

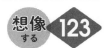
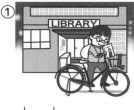
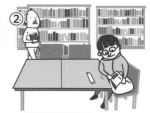
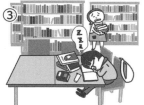
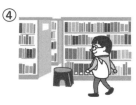
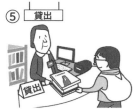
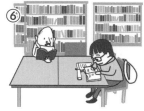
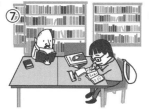
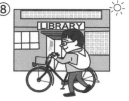

答え ［　　］→［　　］→［　　］→［　　］→［　　］→［　　］→［　　］→［　　］

見つける **124**
黒ぬり図形

問題 下の①〜④を黒くぬる前の姿を、右から選び、［　］にA〜Hで答えましょう。
→解答は86ページ

① ［　　］　② ［　　］

③ ［　　］　④ ［　　］

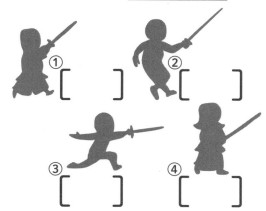
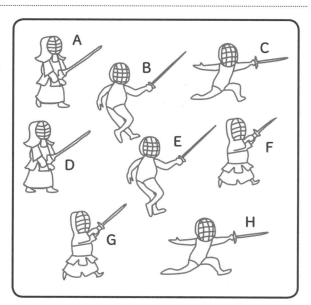

写す 125

曲線つなぎ

問題 上段の絵と
同じになるよう、
中段と下段の線を
手がかりに、
絵を写しましょう。

一番上と
同じに描いてね

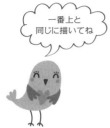

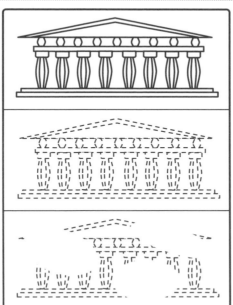

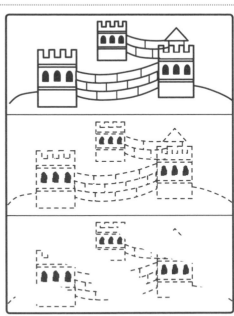

年　　月　　日（　　）

コアラのこんなところが苦手

覚える 126

数字はどこ？

問題 この図の数字の位置を、10秒ながめて記憶し、
次のページのマス目に同じように書いてみましょう。
※10秒くらい、のだいたいの感覚でもオーケー。

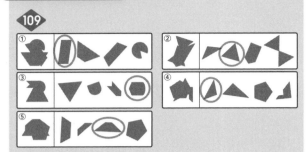

109

111

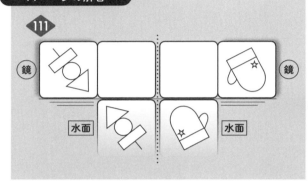

85ページ 覚える **126** の解答欄

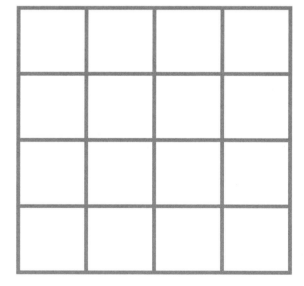

117

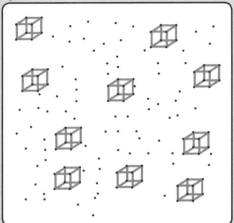

120

5	7	9	5
7	5	4	8
4	8	7	1
1	8	4	8

6	1	9	1
1	9	4	7
7	8	9	8
4	5	7	9

121 出題の上部の絵と同じに点を
つなげていることを確認しましょう。

122

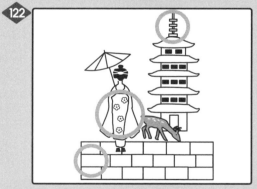

123 [8]→[4]→[2]→[6]→[7]→
[3]→[5]→[1]

124 ①[G] ②[B] ③[C] ④[A]

125 出題の最上部の絵と同じに
描けていることを確認しましょう。

126 左の欄に書いた数字の位置を、
前のページと照らし合わせましょう。

年　　月　　日（　　）

数える **127**
さがし算

問題 ブロックの中の3つの数字を足して16になるものをひと組探し、その3つの数字を線で囲みましょう。たて、よこ、ななめに隣り合う数字から見つけましょう。
→解答は90ページ

| 目標 | 分 | 秒 |
| 今回 | 分 | 秒 |

8	6	7	2
9	8	4	9
5	9	9	6
1	8	8	5

8	9	8	7
2	7	9	9
4	9	8	5
7	6	9	3

年　　月　　日（　　）

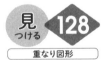

見つける **128**
重なり図形

問題 ① ～⑤は、3つのパーツを重ねて作られています。
4つのパーツのうち使われていないものを〇で囲みましょう。
→解答は90ページ

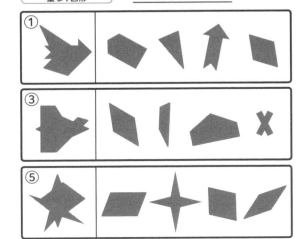

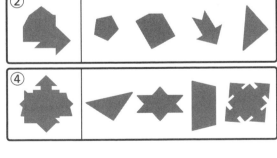

珈琲と紅茶、どっちが好き？　その理由は？

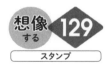 想像する **129** スタンプ

A 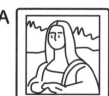 答え [　　]

B 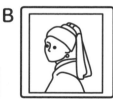 答え [　　]

問題 A、Bはスタンプの印面です。押したときに、①〜⑥のどの絵になるか、番号で答えましょう。
→解答は90ページ

① 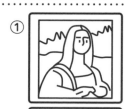　② 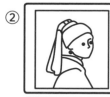　③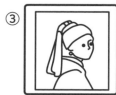

④　⑤ 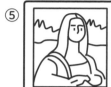　⑥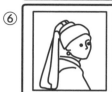

私の「分岐点」

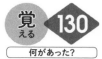 覚える **130** 別紙を用意

問題 この図形を、10秒ながめて記憶し、別紙に同じ感じに描いてみましょう。
※10秒くらい、のだいたいの感覚でもオーケー。

描けたらこの図と見比べ、同じ感じに描けていれば、いいよ！

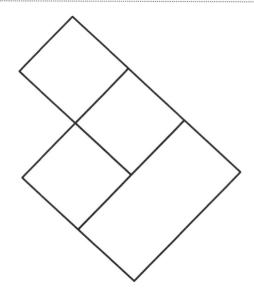

得意だった教科

印象深い、車の旅

数える 131 まとめる

問題 🍎を6個ずつ○で囲みましょう。

○の数と🍎の数を答えましょう。

→解答は90ページ

目標	分	秒	今回	分	秒

○は［　　　　］個

🍎は［　　　　］個

写す 132 折り合わせ図形

問題 マス目を、折り線から手前に折ったときに、重なる位置に記号を写しましょう。

→解答は90ページ

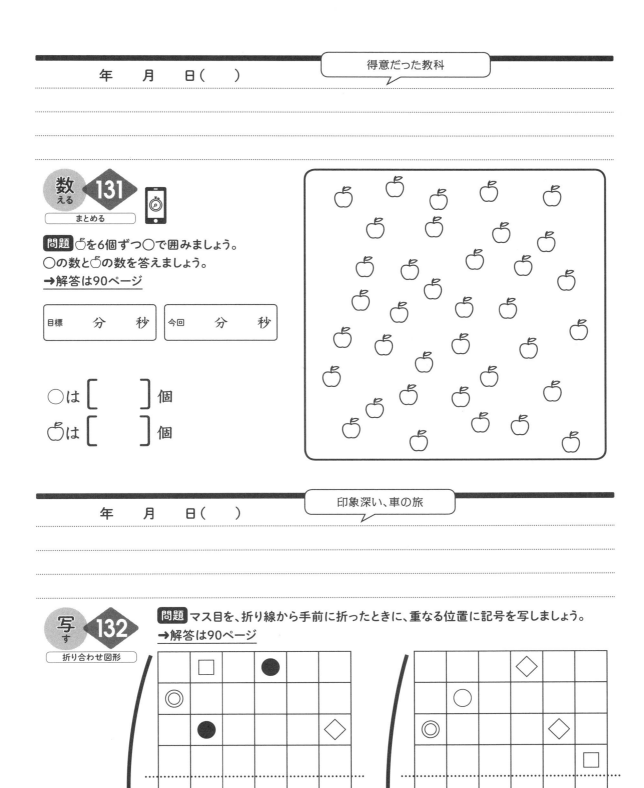

山と海、どっちが好き?　その理由は?

問題 みんなが好きな食べ物の人気投票をしました。それぞれの投票結果から、一番人気があった食べ物に○を、一番人気がなかった食べ物に△をつけましょう。
→解答は94ページ

順位決定戦

想像する **133**

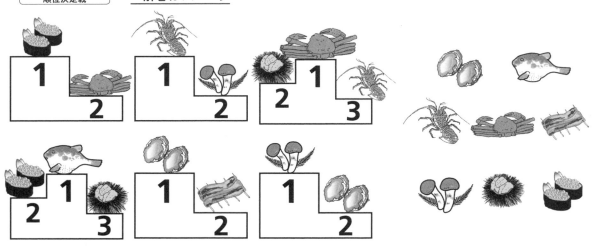

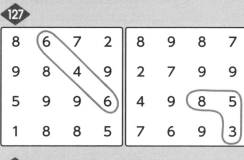

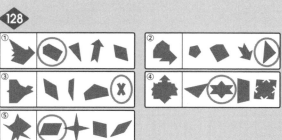

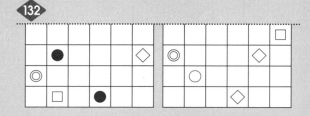

87ページから89ページの解答・解説

127

8	6	7	2
9	8	4	9
5	9	9	6
1	8	8	5

8	9	8	7
2	7	9	9
4	9	8	5
7	6	9	3

129 A［1］B［3］

130 別紙に描いた図形が、出題図と同じか照らし合わせましょう。

131 ○は［6］個、🦀は［36］個

132

	●					◇	
◎							
	□		●				

					□
◎				◇	
		○			
			◇		

128

① ② ③ ④ ⑤

90

ネコのこんなところが苦手

 **見つける 134** 回転パズル

問題 組み合わせると★と同じ形になる、①〜⑤とA〜Eを線で結びましょう。

→解答は94ページ

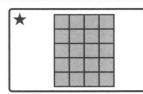

① 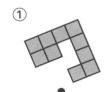   ②    ③ 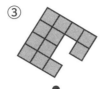   ④ 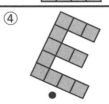   ⑤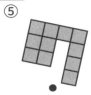

A    B    C   D    E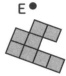

青が似合うもの

 想像する 135 切って開いて

問題 折り紙を図のように折り、A、Bのように切って、開くとどうなるか想像しましょう。答えを1〜4から選び、〔　〕に番号を書きましょう。

→解答は94ページ

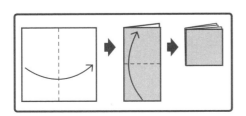

1 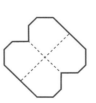   2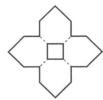

3 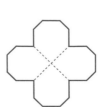   4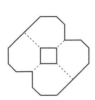

A 〔　　〕   B 〔　　〕

ブドウのここが好き

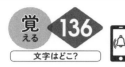

136 覚える　文字はどこ?

問題 この図のひらがなの位置を、
10秒ながめて記憶し、
ページをめくって94ページのマス目に
同じように書いてみましょう。
※10秒くらい、のだいたいの感覚でもオーケー。

え			
		ら	あ
そ			つ

夕焼けと朝日、どちらが好き?　その理由は?

137 数える　さがし算

問題 ブロックの中の3つの数字を足して14になるものをひと組探し、その3つの
数字を線で囲みましょう。たて、よこ、ななめに隣り合う数字から見つけましょう。
→解答は94ページ

目標	分	秒
今回	分	秒

7	8	2	8
6	7	7	8
5	6	8	9
7	5	5	2

1	4	1	6
2	5	2	3
6	4	4	2
9	2	2	4

「掃除」と聞いて思うこと

記号の変換

問題 上段のマス目にある
イラストを、
⬇内の記号に換えて、
下段のマス目に写しましょう。
➡解答は94ページ

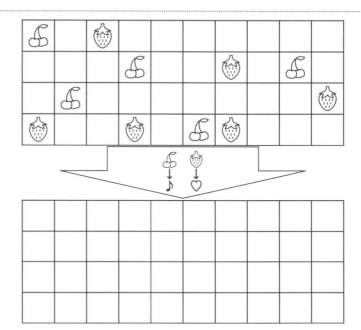

きのうのランチ、何食べた?

数字と文字はどこ?

問題 この図の数字とひらがなの位置を、
10秒ながめて記憶し、
次のページのマス目に同じように書いてみましょう。
※10秒くらい、のだいたいの感覚でもオーケー。

	8		
			は
	や	6	
ほ			

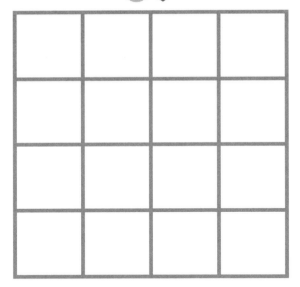

93ページ 覚える 139 の解答欄

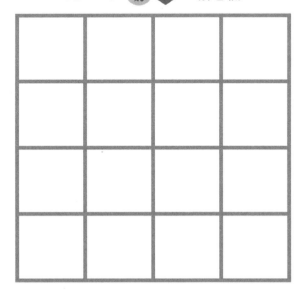

90ページから93ページの解答・解説

133

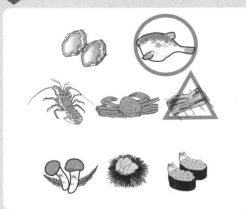

134 ①—D ②—A ③—E ④—B ⑤—C

135 A[3] B[4]

136 左に書き入れた文字の位置が、92 ページの
出題と同じか照らし合わせましょう。

137

7	8	2	8
6	7	7	8
5	6	8	9
7	5	5	2

1	4	1	6
2	5	2	3
6	4	4	2
9	2	2	4

138

♪		♡			
		♪		♡	♪
	♪				♡
♡		♡		♪	♡

139 左に書き入れた数字と文字の位置が、前の
ページの出題と同じか照らし合わせましょう。

「推し」の女性歌手

数える 140 あいう算

問題 計算の答えと同じ数字の[　]に「あ〜こ」「A〜J」「ア〜コ」を入れましょう。
→解答は96ページ

目標	分	秒		今回	分	秒

あ	117÷9	A	72−55	ア	91÷7
い	7×2	B	5×3	イ	50−35
う	96÷8	C	42−31	ウ	53−39
え	94−78	D	128÷8	エ	85÷5
お	11+3	E	55−36	オ	109−98
か	102÷6	F	5×2	カ	43−24
き	135÷9	G	108÷6	キ	60÷5
く	103−93	H	65−53	ク	4×4
け	133÷7	I	6×3	ケ	7+8
こ	5+13	J	7+6	コ	73−57

10 [　][　]　　15 [　][　][　][　]

11 [　][　]　　16 [　][　][　][　]

12 [　][　][　]　　17 [　][　][　]

13 [　][　][　]　　18 [　][　][　]

14 [　][　][　]　　19 [　][　][　]

Dr.宮口の **ポイント解説**

「見つける」能力を鍛えたい理由　Column

ショッピングでは、数ある商品の中からお気に入りのものを探しだしたり、複数の欲しい候補から絞り込むために、それぞれの商品の特徴を見極めたりする力が要りますね。20代にはサッサとできたことが、加齢で鈍ってきているのを感じている方もいらっしゃるでしょう。コグトレを通して**形を見分ける力**や、**共通点や違いを見つけ出す力**の復活に挑みます。

問題 8枚の絵の中に、まったく同じ絵が2枚だけあります。
その2枚の番号を［　］に答えましょう。　→解答は100ページ

同じ絵はどれ？

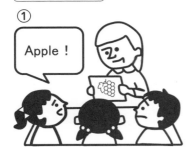

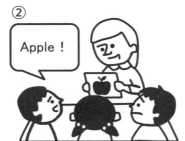

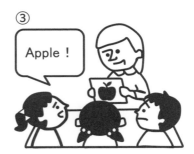

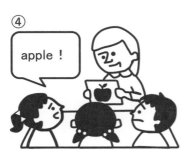

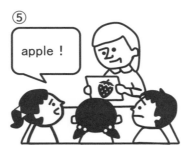

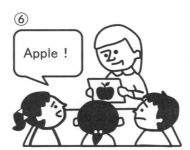

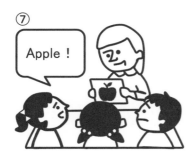

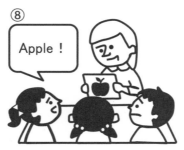

答え［　　　］と［　　　］

95ページの解答

⑭⑩ 10［く］［F］
11［C］［オ］
12［う］［H］［キ］
13［あ］［J］［ア］
14［い］［お］［ウ］

15［き］［B］［イ］［ケ］
16［え］［D］［ク］［コ］
17［か］［A］［エ］
18［こ］［G］［I］
19［け］［E］［か］

※［　］内の文字の順番は
入れ違っても正解です。

96

「夕焼け」の思い出

今の総理大臣に言いたいこと

覚える **142** 何があった？　別紙を用意

問題 この図形を、10秒ながめて記憶し、
別紙に同じように描いてみましょう。
※10秒くらい、のだいたいの感覚でもオーケー。

描けたら
この図と見比べ、
同じ感じに描けて
いれば、いいよ！

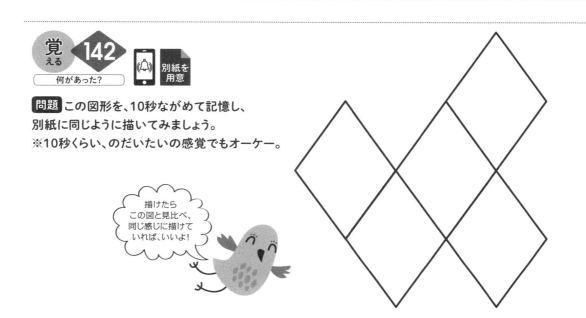

写す **143** 鏡映し

問題 2枚のパネルが、鏡と水面に映ったら、それぞれどう見えるでしょうか。
想像して描きましょう。　→解答は108ページ

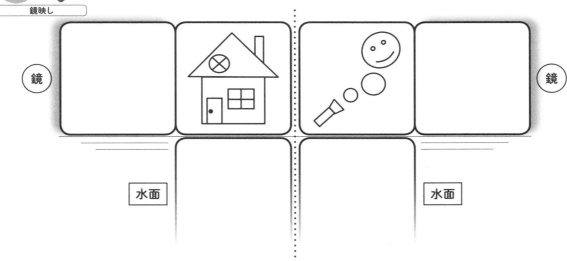

鏡　鏡　水面　水面

最近感じた「崖っぷち」

最近、はまっている食べ物

見つける 144

形さがし

問題 枠の中に  が 10組あります。それらを見つけて のように線で結びましょう。

➡解答は108ページ

五角形はいろいろな向きに回転しているよ

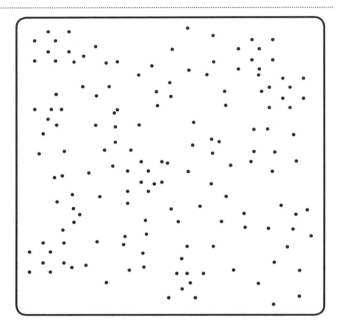

最近、はまっている食べ物

数える 145

記号さがし

問題 🍒の数を数えながら、できるだけ早く🍒に✓をつけましょう。ただし、🍒の左に下のものがある場合は数えず、✓もつけません。

➡解答は100ページ

| 目標 | 分　秒 | 今回 | 分　秒 |

🍒は［　　　］個

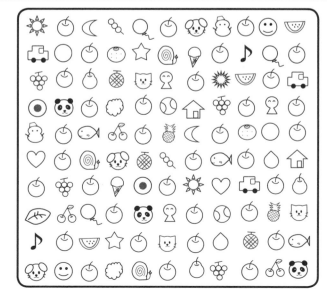

いちばん長く住んでいる土地について

写す **146**

くるくる星座

問題 上の星空が回転して、下図のような向きになりました。線で示された星座は、どのようになるか、〇や●を線でつなぎましょう。

どこからはじめるか、目星をつけるのも大事

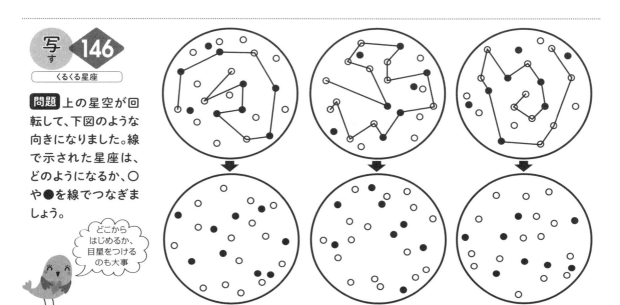

パンダのこんなところが苦手

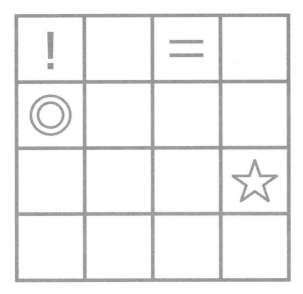

覚える **147**

記号はどこ?

問題 この図の「どこに何があるか?」を10秒ながめて記憶し、次のページのマス目に同じように書いてみましょう。
※10秒くらい、のだいたいの感覚でもオーケー。

灰色（グレー）が似合うもの

問題 2枚の絵には、違うところが3つあります。
右の絵のほうに、違うところに○をしましょう。　　　➡解答は108ページ

違いはどこ？

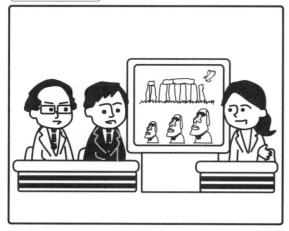

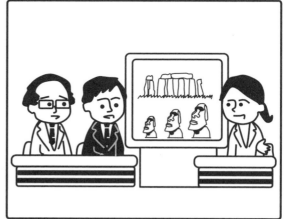

99ページ 覚える147 の解答欄

96ページから99ページの解答・解説

141 [3]と[7]
※異なるところ ①絵がブドウ
②左端の子の髪型 ④単語の最初が小文字
⑤単語の最初が小文字で、絵がイチゴ
⑥真ん中の子の髪型 ⑧絵のリンゴの軸と葉の向きが逆

142 別紙に描いた図形が、出題図と同じか
照らし合わせましょう。

143 ⇒イラストで108ページに掲載

144 ⇒イラストで108ページに掲載

145 ⏰は[25]個

146 上と同じ星座の図形が、傾いて描けて
いるのを確認しましょう。
※傾きは次のとおりです。左：右回りに約155度、
中：左回りに約75度、右：左回りに約135度

147 左の欄に書いた記号の位置を、
前のページと照らし合わせましょう。

なれるならどんなスポーツ選手？

心で回転

問題 真ん中の立体図をイヌさん、ウシさん、ウサギさんから見ると、どう見えるでしょうか？ 見え方をA〜Eから選んで、[　]に答えましょう。

→解答は104ページ

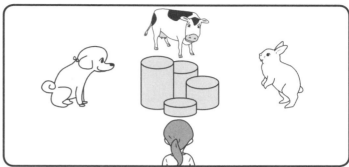

イヌさん　[　　　　　]

ウシさん　[　　　　　]

ウサギさん[　　　　　]

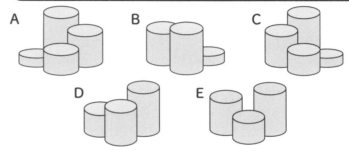

焼肉としゃぶしゃぶ、どっちが好き？　その理由は？

まとめる

問題 🍎を6個ずつ○で囲みましょう。○の数と🍎の数を答えましょう。

→解答は104ページ

目標	分	秒	今回	分	秒

○は[　　　　]個

🍎は[　　　　]個

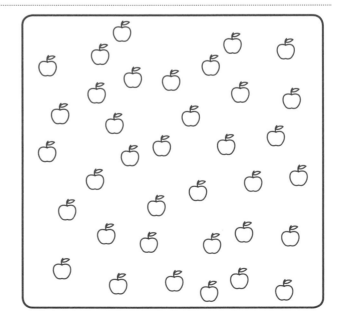

年　　月　　日（　　）

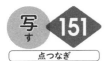

写す **151**
点つなぎ

問題【伊勢神宮】
上の絵と同じになる
よう、点をつないで、
下に写しましょう。

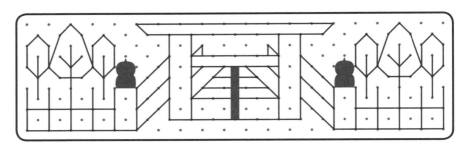

同じ絵に
なれば、OK!

年　　月　　日（　　）

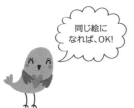

見つける **152**
黒ぬり図形

問題 下の①〜④を黒くぬ
る前の姿を、右から選び、
［　］にA〜Hで答えましょう。
→解答は104ページ

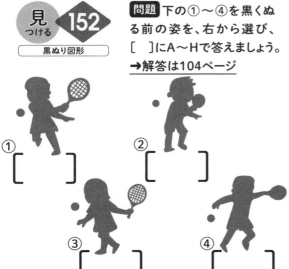

① ［　　　］
② ［　　　］
③ ［　　　］
④ ［　　　］

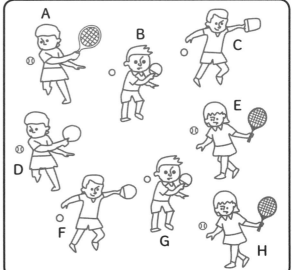

問題 みんなが好きな観光地の人気投票をしました。それぞれの投票結果から、一番人気の観光地に○を、一番人気がなかった観光地に△をつけましょう。

→解答は104ページ

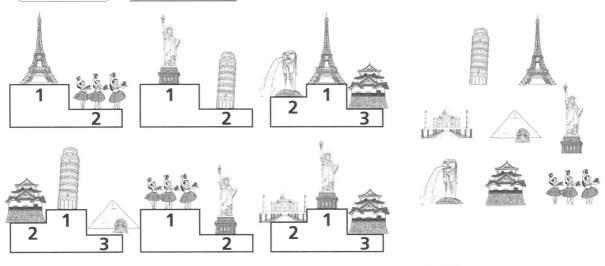

年　　月　　日（　　）

旅行には電車?車?　その理由は?

問題 この図の数字とひらがなの位置を、10秒ながめて記憶し、次のページのマス目に同じように書いてみましょう。
※10秒くらい、のだいたいの感覚でもオーケー。

	5		
も			ろ
	7		つ

トリのこんなところが苦手

さがし算　155

📱

問題 ブロックの中の3つの数字を足して15になるものをふた組ずつ探し、その3つの数字を線で囲みましょう。たて、よこ、ななめに隣り合う数字から見つけましょう。
→解答は108ページ

目標	分	秒
今回	分	秒

8	9	5	7
7	4	9	8
1	7	9	6
5	5	6	5

7	4	1	4
1	2	3	6
3	5	1	7
2	1	4	8

103ページ　覚える 154 の解答欄

100ページから103ページの解答・解説

148 ⇒イラストで108ページに掲載

149 イヌさん［B］ ウシさん［D］
　　ウサギさん［A］

150 ○は［6］個、♻は［36］個

151 出題の上部の絵と同じに点をつなげていることを確認しましょう。

152 ①［A］ ②［B］ ③［E］ ④［F］

153
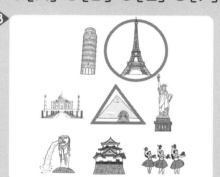

154 左の欄に書いた数字と文字の位置を、前のページと照らし合わせましょう。

紫が似合うもの

問題 上段の絵と同じになるよう、中段と下段の線を手がかりに、絵を写しましょう。

一番上と同じに描いてね

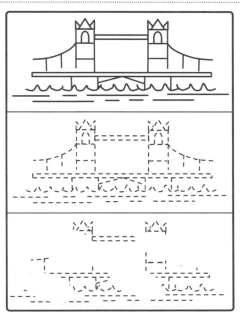

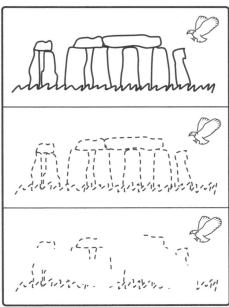

パイナップルのここが好き

問題 ①〜⑤は、3つのパーツを重ねて作られています。4つのパーツのうち使われていないものを〇で囲みましょう。

→解答は108ページ

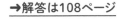

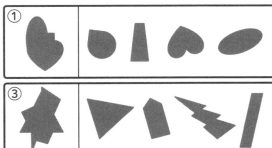

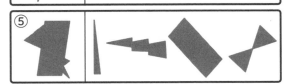

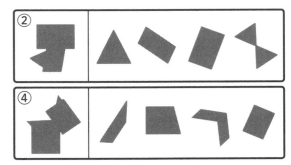

「断捨離」と聞いて思うこと

想像する 158

物語つくり

問題 釣りに行ったお話です。①～⑧の絵を、正しい物語になるように順番を並び替え、[ ]に数字を書いて答えましょう。　→解答は108ページ

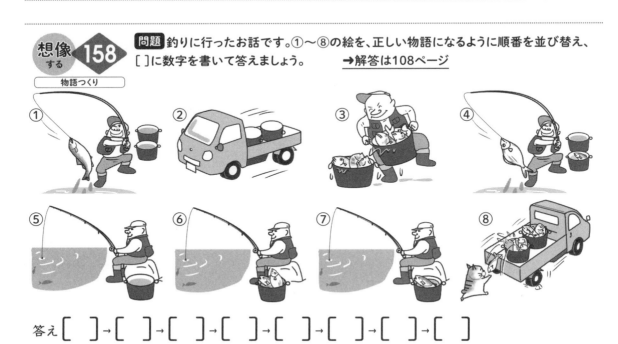

答え [　] → [　] → [　] → [　] → [　] → [　] → [　] → [　]

きのうの夜ごはん、何食べた？

見つける 159

回転パズル

問題 組み合わせると★と同じ形になる、①～⑤とA～Eを線で結びましょう。
→解答は108ページ

★
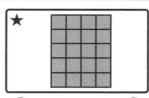

① 　② ③ ④ ⑤

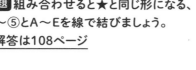

A● 　B● 　C● 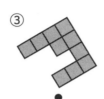　D● 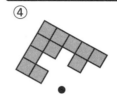 　E●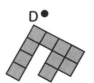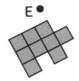

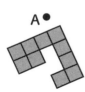 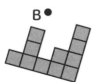 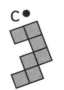

年　　月　　日（　　）

「推し」のアニメ作品

写す 160
折り合わせ図形

問題 マス目を、折り線から手前に折ったときに、重なる位置に記号を写しましょう。
→解答は108ページ

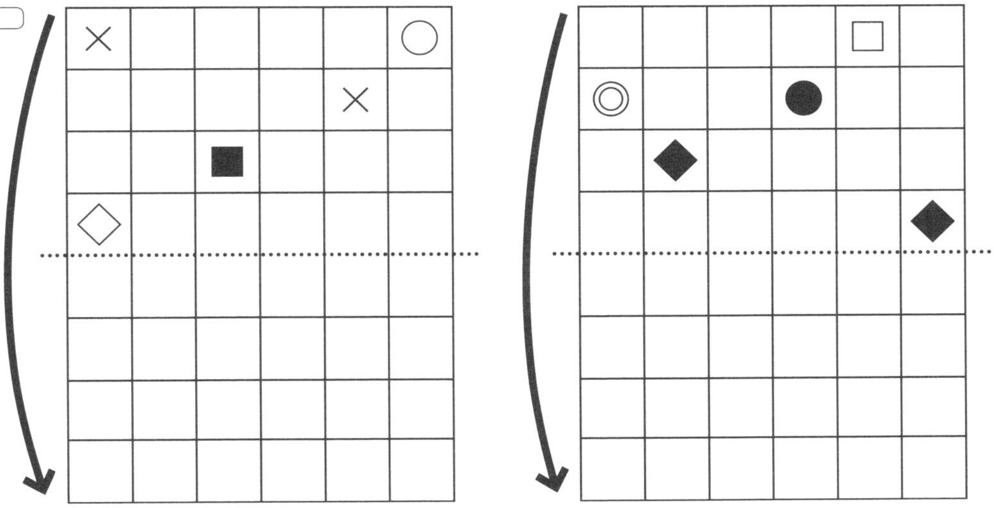

年　　月　　日（　　）

「こどもの日」と聞いて思うこと

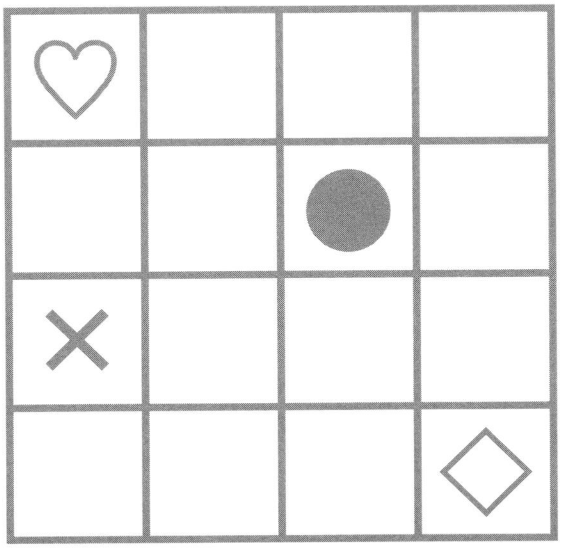

覚える 161
記号はどこ？

問題 この図の「どこに何があるか？」を
10秒ながめて記憶し、
次のページのマス目に同じように書いてみましょう。
※10秒くらい、のだいたいの感覚でもオーケー。

97ページの解答

143

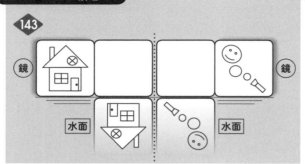

98ページの解答

144

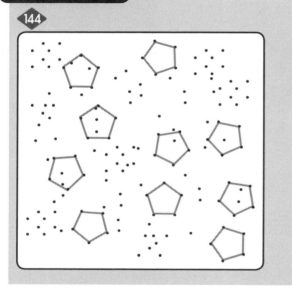

107ページ 覚える 161 の解答欄

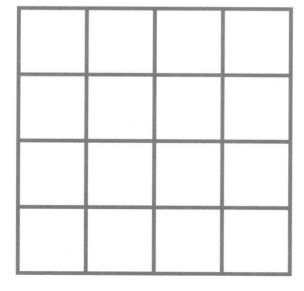

100ページの解答

148

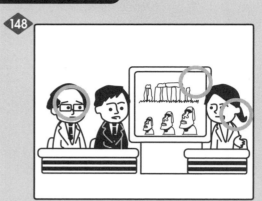

104ページから107ページの解答・解説

155

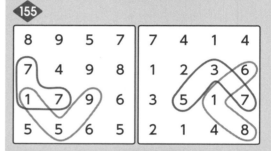

156 出題の最上部の絵と同じに描けていることを確認しましょう。

157

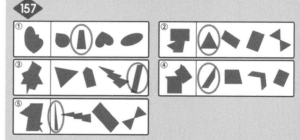

158 [2]→[5]→[1]→[7]→[4]→[6] [3]→[8]

159 ①—B ②—C ③—D ④—E ⑤—A

160

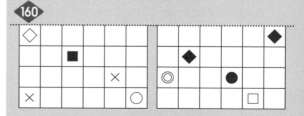

161 左の欄に書いた記号の位置を、前のページと照らし合わせましょう。

年　月　日（　）

「夜空」の思い出

 数える 162 記号さがし

問題 5より小さな黒い数字と、
5より大きな白い数字を、できるだけ早く
○で囲み、それぞれの数を数えましょう。
→解答は112ページ

目標　　分　　秒	今回　　分　　　秒

黒の数字は [　　　] 個

白の数字は [　　　] 個

```
5 7 9 7 8 4 6 2 5 6 7 1
9 8 5 6 7 2 9 4 5 7 6 9
1 2 8 5 1 6 8 7 7 4 9 8
6 4 7 9 2 7 6 7 6 4 8 6
7 9 6 4 6 6 2 5 9 3 5 7
4 6 6 2 5 9 3 5 7 9 8 1
9 8 5 6 3 2 6 4 8 7 4 7
7 2 8 5 1 6 8 7 6 4 9 3
6 4 7 9 5 4 6 7 1 9 8 6
8 7 3 4 2 8 4 5 6 9 8 6
4 5 7 8 9 6 6 2 8 5 7 8
1 2 7 8 7 5 9 8 5 4 6 2
```

年　月　日（　）

もし100億円あったらどうする？

見つける 163 形さがし

問題 枠の中に 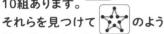 が
10組あります。
それらを見つけて ☆ のように
線で結びましょう。
→解答は112ページ

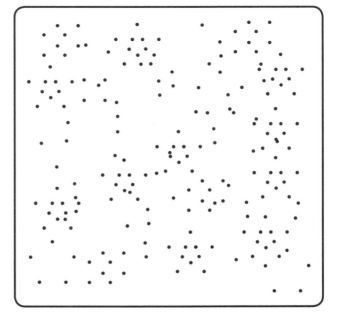

想像する 164

スタンプ

問題 A、Bはスタンプの印面です。押したときに、①～⑥のどの絵になるか、番号で答えましょう。

→解答は112ページ

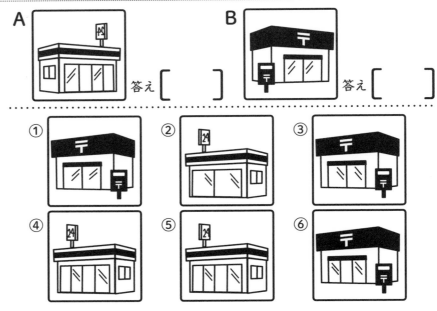

A 答え [　　] 　　B 答え [　　]

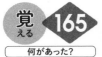

覚える 165

何があった?

別紙を用意

問題 この図形を、10秒ながめて記憶し、別紙に同じように描いてみましょう。

※10秒くらい、のだいたいの感覚でもオーケー。

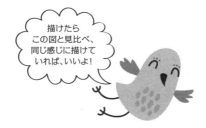

描けたらこの図と見比べ、同じ感じに描けていれば、いいよ!

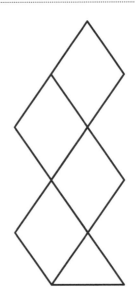

散歩のここが好き

まとめる

問題 🍎を6個ずつ◯で囲みましょう。
◯の数と🍎の数を答えましょう。
→解答は112ページ

| 目標 | 分 | 秒 | 今回 | 分 | 秒 |

◯は [　　　　] 個

🍎は [　　　　] 個

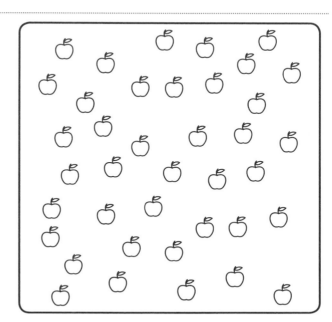

太陽系で好きな星

記号の変換

問題 上段のマス目にある
イラストを、
➡内の記号に換えて、
下段のマス目に写しましょう。
→解答は112ページ

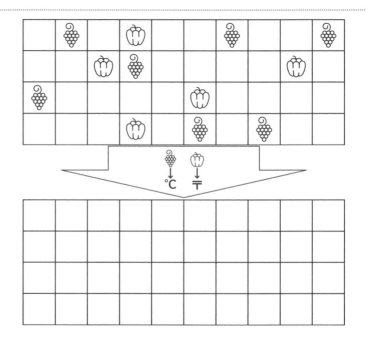

歌えるようになりたい歌は?

問題 親子で調理のお話です。①〜⑧の絵を、正しい物語になるように順番を並び替え、[ ]に数字を書いて答えましょう。　→解答は116ページ

物語つくり

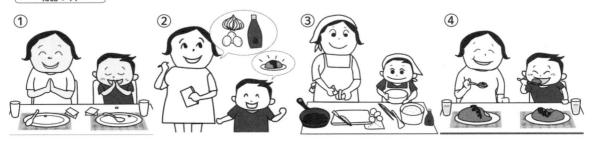

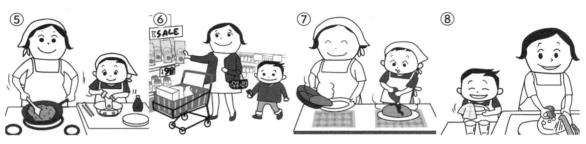

答え[　]→[　]→[　]→[　]→[　]→[　]→[　]→[　]

109ページから111ページの解答・解説

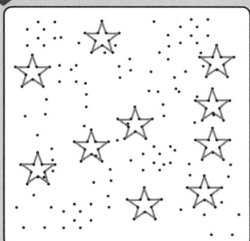

162 黒の数字は[33]個、
　　白の数字は[31]個

163

164 A[5] B[3]

165 別紙に描いた図形が、出題図と同じか
　　照らし合わせましょう。

166 ○は[6]個、👃は[39]個

167

	℃		〒			℃			℃
			〒	℃				〒	
℃						〒			
			〒		℃		℃		

年　　月　　日（　　）

私の「人生の底」

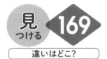

問題 2枚の絵には、違うところが3つあります。
右の絵のほうに、違うところに○をしましょう。　　→解答は116ページ

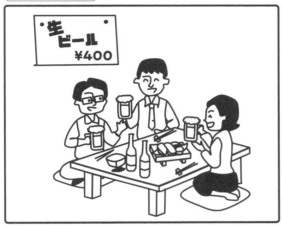

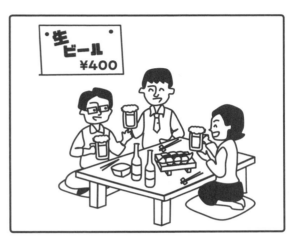

年　　月　　日（　　）

この教科が嫌いだった

問題 折り紙を下の図のように折り、A、B
のように切って、開くとどうなるか想像しま
しょう。答えを1〜4から選び、［　］に番号
を書きましょう。
→解答は116ページ

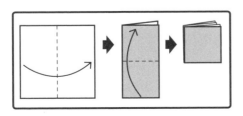

1

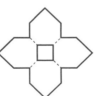

2

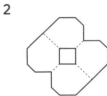

3

4

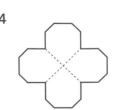

A ［　　　］　　B ［　　　］

113

自転車に初めて乗れたときの気持ちは?

覚える 171 数字はどこ?

問題 この図の数字の位置を、10秒ながめて記憶し、ページをめくって116ページのマス目に同じように書いてみましょう。
※10秒くらい、のだいたいの感覚でもオーケー。

		2	
	5		4
1			3

ゾウのこんなところが苦手

数える 172 さがし算

問題 ブロックの中の3つの数字を足して16になるものをふた組ずつ探し、その3つの数字を線で囲みましょう。たて、よこ、ななめに隣り合う数字から見つけましょう。
→解答は116ページ

目標	分	秒
今回	分	秒

3	9	2	3
3	6	5	4
6	3	4	1
5	3	1	2

2	9	1	2
3	8	2	3
5	1	4	4
1	5	3	1

オレンジ色が似合うもの

写
す
173
鏡映し

問題 2枚のパネルが、鏡と水面に映ったら、それぞれどう見えるでしょうか。
想像して描きましょう。　→解答は116ページ

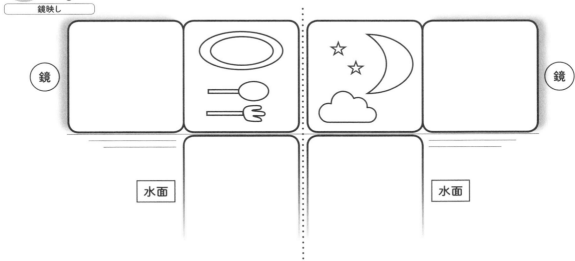

鏡　　　　　　　　　　　　　　　　　　　鏡

水面　　　　　　　　水面

桃のここが好き

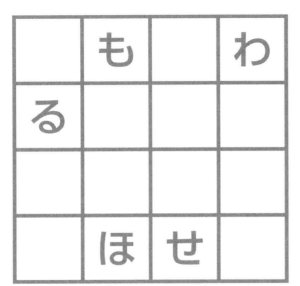

覚
える
174
文字はどこ?

問題 この図のひらがなの位置を、
10秒ながめて記憶し、
次のページのマス目に同じように書いてみましょう。
※10秒くらい、のだいたいの感覚でもオーケー。

114ページ 覚える 171 の解答欄

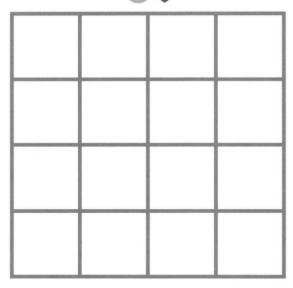

115ページ 覚える 174 の解答欄

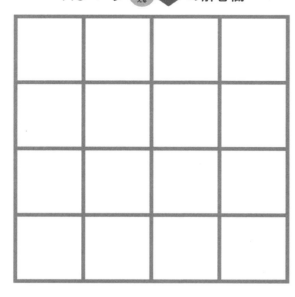

168 [2]→[6]→[3]→[5]→[7]→
[4]→[1]→[8]

169

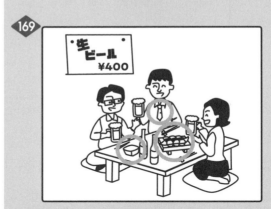

170 A[1] B[2]

171 左に書き入れた数字の位置が、114 ページの
出題と同じか照らし合わせましょう。

172

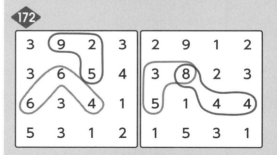

173

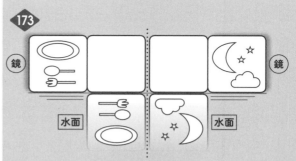

174 左に書き入れた文字の位置が、前のページの
出題と同じか照らし合わせましょう。

「お風呂」と聞いて思うこと

数える 175 あいう算

問題 計算の答えと同じ数字の［　］に「あ〜こ」「A〜J」「ア〜コ」を入れましょう。
→解答は118ページ

目標　分　秒　　今回　分　秒

あ	96÷8	A	7×2	ア	4×4
い	40−24	B	60−50	イ	20−7
う	61−50	C	51−39	ウ	6+11
え	126÷9	D	8×2	エ	150−136
お	5×2	E	154−136	オ	3+7
か	9+6	F	180÷12	カ	114÷6
き	182÷14	G	9+4	キ	9+3
く	126÷7	H	121÷11	ク	91÷7
け	5+12	I	65−46	ケ	50−31
こ	57÷3	J	102÷6	コ	7+8

18 [　] [　]　　13 [　] [　] [　] [　]

11 [　] [　]　　19 [　] [　] [　]

12 [　] [　] [　]　　17 [　] [　]

16 [　] [　]　　10 [　] [　]

14 [　] [　] [　]　　15 [　] [　] [　]

Dr.宮口の ポイント解説

Column

「想像する」能力を鍛えたい理由

見えないものを想像する力は、「これを選んだらどうなるか」「これをしたらどうなるか」など、先のことを考えたり、日々のいくつかの出来事から論理的にものごとを判断したりする時に必要となります。判断するためには、状況を読み取り、組み立てのヒントとする力も必要です。コグトレは、複数のヒントから**結果を論理的に考え予測する力**を鍛えていきます。

「推し」のアニメ登場人物

問題 8枚の絵の中に、まったく同じ絵が2枚だけあります。
その2枚の番号を[　]に答えましょう。　　→解答は122ページ

同じ絵はどれ?

① ② ③

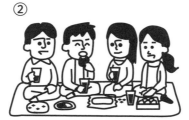

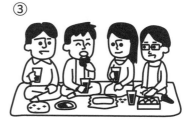

④ ⑤ ⑥

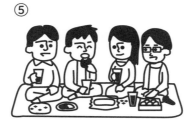

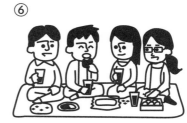

⑦ ⑧

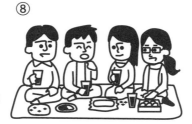

答え [　　]と[　　]

117ページの解答

175 18 [く][E] 　13 [き][G][イ][ク]
11 [う][H] 　19 [こ][I][カ][ケ]
12 [あ][C][キ] 　17 [け][J][ウ]
16 [い][D][ア] 　10 [お][B][オ]
14 [え][A][エ] 　15 [か][F][コ]

※[　]内の文字の順番は
入れ違っても正解です。

「夏休み」と聞いて思うこと

何があった？

問題 この図形を、10秒ながめて記憶し、別紙に同じように描いてみましょう。
※10秒くらい、のだいたいの感覚でもオーケー。

描けたらこの図と見比べ、同じ感じに描けていれば、いいよ！

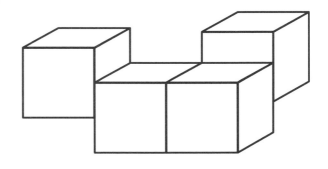

初めて買ったCD（レコード）

くるくる星座

問題 上の星空が回転して、下図のような向きになりました。線で示された星座は、どのようになるか、〇や●を線でつなぎましょう。

どこからはじめるか、目星をつけるのも大事

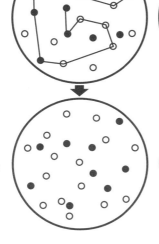

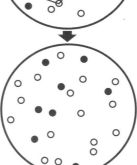

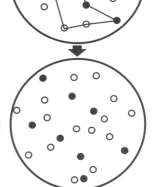

もし今、20歳なら何がしたい？

問題 下の①〜④を黒くぬる前の姿を、右から選び、[　]にA〜Hで答えましょう。
→解答は122ページ

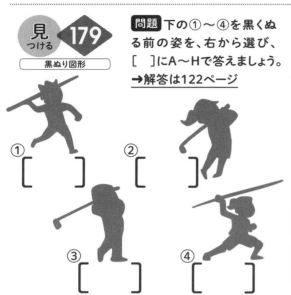

① [　　] ② [　　]

③ [　　] ④ [　　]

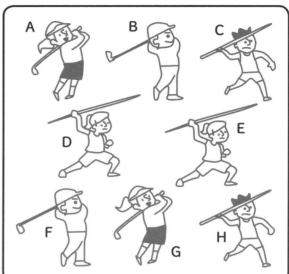

最近、悲しかったこと

問題 6より小さな黒い数字と、6より大きな白い数字を、できるだけ早く○で囲み、それぞれの数を数えましょう。
→解答は122ページ

| 目標 | 分 | 秒 | 今回 | 分 | 秒 |

黒の数字は [　　] 個

白の数字は [　　] 個

4 5 7 8 9 6 6 2 8 5 5 7 8
9 8 5 6 3 2 6 4 8 7 4 7
1 2 8 5 1 6 8 7 7 4 9 8
8 7 3 4 2 8 5 6 6 9 8 6
4 6 6 2 5 9 3 5 7 9 8 1
1 2 7 8 7 5 9 8 5 4 6 2
9 8 5 6 7 2 9 4 5 7 6 9
6 4 7 9 2 7 6 7 6 4 8 6
7 2 8 5 1 6 8 7 6 4 9 3
6 4 7 9 5 4 6 7 1 9 8 6
5 7 9 7 8 4 6 2 5 6 7 1
7 9 6 4 6 6 2 5 9 3 5 7

最近、お気に入りの服は

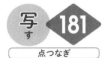

写す 181

点つなぎ

問題 【国会議事堂】
上の絵と同じになる
よう、点をつないで、
下に写しましょう。

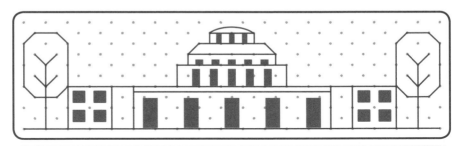

点を
結ばずに
描く線も
忘れないで

自転車のここが好き

わ			
		よ	
			も
ふ			9

覚える 182

数字と文字はどこ？

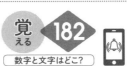

問題 この図の数字とひらがなの位置を、
10秒ながめて記憶し、
次のページのマス目に同じように書いてみましょう。
※10秒くらい、のだいたいの感覚でもオーケー。

月に行ってみたいと思う？　その理由は？

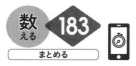

数える **183**
まとめる

問題 🍎を6個ずつ◯で囲みましょう。
◯の数と🍎の数を答えましょう。
→解答は126ページ

| 目標 | 分 | 秒 | 今回 | 分 | 秒 |

◯は［　　　］個

🍎は［　　　］個

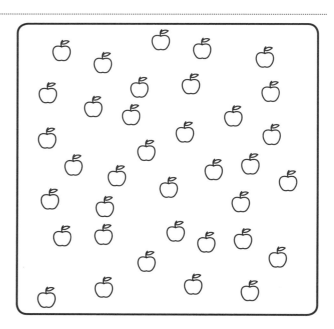

121ページ **覚える** **182** の解答欄

（空欄の表）

176 ［1］と［6］
※異なるところ
②右端の方メガネなし ③右端の方の髪型
④右端の方の髪型、左端に置かれているもの
⑤右端の方の髪型、左から2番目の方のグラス
⑦敷物の形 ⑧左から2番目の方の左手

177 別紙に描いた図形が、出題図と同じか
照らし合わせましょう。

178 上と同じ星座の図形が、傾いて描けているのを
確認しましょう。※傾きは次のとおりです。
左：180度、中：左回りに約50度、右：左回りに約175度

179 ①［H］②［G］③［F］④［E］

180 黒の数字は［45］個、
白の数字は［20］個

181 出題の上部の絵と同じに点をつなげている
ことを確認しましょう。

182 左の欄に書いた数字と文字の位置を、
前のページと照らし合わせましょう。

弾けるようになりたい楽器は？

写す 184
曲線つなぎ

問題 上段の絵と同じになるよう、中段と下段の線を手がかりに、絵を写しましょう。

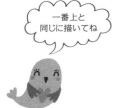
一番上と同じに描いてね

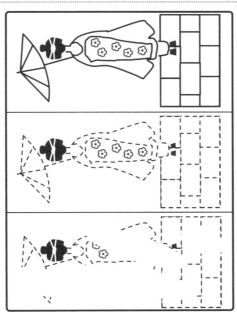
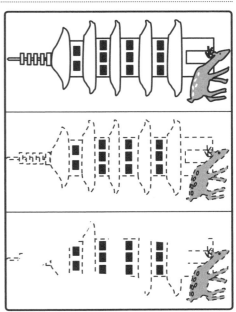

年　月　日（　）

私のルーティン（決まった手順）

見つける 185
重なり図形

問題 ①〜⑤は、3つのパーツを重ねて作られています。4つのパーツのうち使われていないものを〇で囲みましょう。

→解答は126ページ

①
②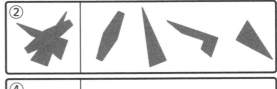
③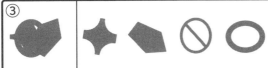
④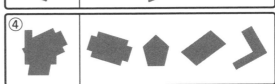
⑤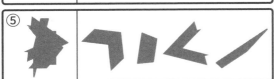

年　　月　　日（　　）

電車ではどこに座るのが好き？　その理由は？

想像する 186
心で回転

問題 真ん中の立体図をイヌさん、ウシさん、ウサギさんから見ると、どう見えるでしょうか？ 見え方をA〜Eから選んで、[　]に答えましょう。
→解答は126ページ

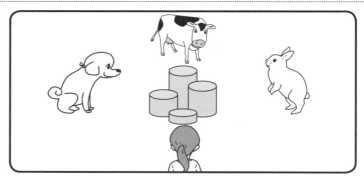

イヌさん　[　　　]

ウシさん　[　　　]

ウサギさん[　　　]

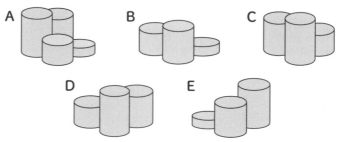

年　　月　　日（　　）

ライオンのこんなところが苦手

見つける 187
回転パズル

問題 組み合わせると★と同じ形になる、①〜⑤とA〜Eを線で結びましょう。
→解答は126ページ

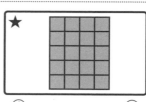

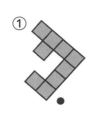
①

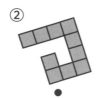
②

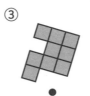
③

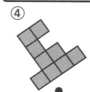
④

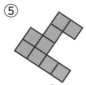
⑤

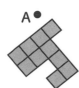
A

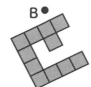
B

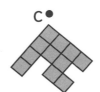
C

D

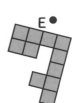
E

124

年　月　日（　）

写す **188**

折り合わせ図形

問題 マス目を、折り線から手前に折ったときに、重なる位置に記号を写しましょう。

→解答は126ページ

点線で
折り重ねるから
三角形は向きに
注意してね

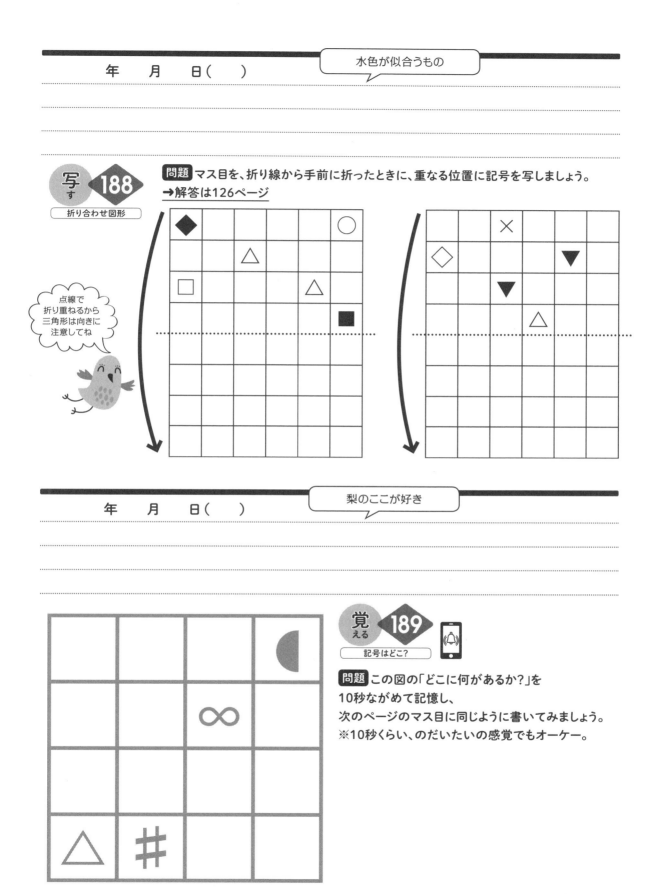

年　月　日（　）

覚える **189**

記号はどこ?

問題 この図の「どこに何があるか?」を
10秒ながめて記憶し、
次のページのマス目に同じように書いてみましょう。
※10秒くらい、のだいたいの感覚でもオーケー。

○は[6]個、○は[36]個

184 出題の最上部の絵と同じに描けている
ことを確認しましょう。

185
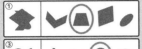
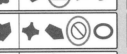
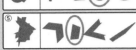

186 イヌさん　　[A]
ウシさん　　[C]
ウサギさん[E]

187 ①—C　②—A　③—E　④—B　⑤—D

188
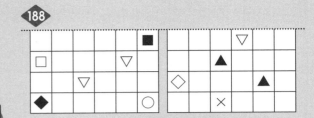

189 下の欄に書いた記号の位置を、
前のページと照らし合わせましょう。

125ページ 覚える 189 の解答欄

ゴールイン雑記

189問完走しました！
今の気持ちは？

【著者紹介】

宮口幸治（みやぐち・こうじ）

医学博士、臨床心理士

立命館大学産業社会学部・大学院人間科学研究科教授

京都大学工学部を卒業し、建設コンサルタント会社に勤務後、神戸大学医学部を卒業。児童精神科医として精神科病院や医療少年院、女子少年院に勤務し、2016年より現職。少年院にて認知機能が弱い少年が大勢いる実態を知り、子どもたちの認知機能を強化するトレーニング「コグトレ」を考案。2020年よりコグトレの普及・研究を行う「一般社団法人日本COG-TR学会」代表理事を務める。著書は『ケーキの切れない非行少年たち』（新潮社）、『コグトレ　みる・きく・想像するための認知機能強化トレーニング』（三輪書店）、『医者が考案したコグトレ・パズル』（SBクリエイティブ）など、多数。

パズル制作協力／宮口 円
編集協力／平入福恵
ブックデザイン・DTP／八島 順（ハチ・ブレーンズ）、村山千景
イラストレーション／えびすまるほ

大人の認知機能強化！
脳が錆びないコグトレ・ノート
日記とパズルで頭の体操

2021年6月28日　第1刷発行

著　者　宮口幸治
発行者　鈴木章一
発行所　株式会社 講談社
　　　　〒112-8001 東京都文京区音羽2-12-21
　　　　販売 03-5395-3606
　　　　業務 03-5395-3615
編　集　株式会社 講談社エディトリアル
　　　　代表 堺 公江
　　　　〒112-0013 東京都文京区音羽1-17-18 護国寺SIAビル
　　　　編集部 03-5319-2171
印刷所　株式会社 新藤慶昌堂
製本所　大口製本印刷株式会社

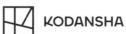

KODANSHA

ISBN978-4-06-523628-4 ©Koji Miyaguchi 2021, Printed in Japan